Harmanpreet Singh
Neeraj Grover
Nishant Singh

Técnicas de museu

Harmanpreet Singh
Neeraj Grover
Nishant Singh

Técnicas de museu

ScienciaScripts

Imprint

Cover image: www.ingimage.com

This book is a translation from the original published under ISBN 978-3-330-33228-7.

Publisher:
Sciencia Scripts
is a trademark of
Dodo Books Indian Ocean Ltd. and OmniScriptum S.R.L publishing group

120 High Road, East Finchley, London, N2 9ED, United Kingdom
Str. Armeneasca 28/1, office 1, Chisinau MD-2012, Republic of Moldova, Europe
Printed at: see last page
ISBN: 978-620-8-32119-2

ÍNDICE

Introdução

A palavra museu deriva da palavra latina muses, que significa "uma fonte de inspiração" ou "estar absorvido nos seus pensamentos".[1]

De acordo com o Conselho Internacional de Museus (ICOM), um museu é "uma instituição permanente, sem fins lucrativos, ao serviço da sociedade e do seu desenvolvimento, aberta ao público, que adquire, preserva, estuda e comunica provas materiais do homem e do seu ambiente e as expõe para fins de estudo, educação e entretenimento".[2]

Os museus têm uma longa história que remonta ao século III a.C., quando o primeiro museu conhecido foi aberto na Universidade de Alexandria, no Egito. No entanto, com o passar dos anos, a cultura dos museus espalhou-se por quase todo o mundo e, atualmente, não há praticamente nenhum país que não tenha um museu, por mais pequeno que seja. Isto significa que o museu se tornou um conceito global que sobreviveu ao século XX.[3]

Os primeiros museus eram institutos que albergavam uma simples coleção de modelos de preparações anatómicas. Os modelos eram feitos de diferentes materiais, como madeira, argila, cera e marfim. A descoberta da formalina em 1859 por Alexander Mikhailovich Butlerov, seguida do seu isolamento em 1868 por August Wilhelm von Hoffmann, foi um marco importante na história da anatomia, uma vez que alterou completamente a forma como a anatomia seria preservada para as gerações futuras. Desde 1868, os museus de anatomia desenvolveram-se consideravelmente graças à invenção de novas técnicas museológicas. A plastinação foi inventada em 1978 por Gunther von Hagens na Universidade de Heidelberg.[4]

Um dos objectivos fundamentais de um museu é a educação. Na sociedade moderna, os museus enriquecem o processo educativo ao partilharem a sua história com as crianças e o público de uma forma positiva; ajudam as gerações futuras a compreender e a apreciar a sua história e cultura e a orgulharem-se das realizações dos seus antepassados.[3]

No entanto, uma função central dos museus nacionais está intimamente ligada à anatomia, nomeadamente a apresentação de corpos humanos que são supostos representar colectivos humanos.[5]

Um museu bem organizado deve servir os seguintes objectivos[6]

- Útil como ferramenta de ensino para os estudantes: Sir William Osler afirmou: "Esperamos demasiado dos estudantes e tentamos ensinar-lhes demasiado. Dêem-lhes bons métodos e a visão correta, e tudo o resto virá com a experiência. Um museu é um desses métodos de ensino

- Instrumentos de educação do público.

- Preservação de amostras invulgares, por exemplo, lesões sifilíticas da boca, úlceras tuberculosas
- Coleção de arquivo de espécimes representativos da história
- Conservação de tecidos como prova em medicina legal.
- A estrutura básica do museu é a seguinte:[6]
- Sala ampla e bem iluminada. É preferível uma iluminação fluorescente.
- O museu deve ser suficientemente grande para expor os espécimes de forma sistemática.
- Toda a superfície do museu deve ser utilizada de forma inteligente para permitir um acesso fácil aos visitantes.
- Prateleiras para a exposição sistemática dos espécimes.
- Mesas, cadeiras e quadros brancos para o ensino.
- Uma câmara de curadoria com um ventilador de extração ligado.
- É preferível que o museu se situe perto da entrada do estabelecimento, para que seja o ponto de convergência dos visitantes.

Esta atividade envolve o trabalho técnico de conservação, preparação, manutenção e conservação de uma grande variedade de equipamentos para os laboratórios de anatomia da Faculdade de Medicina. Assegura a disponibilidade do equipamento, produtos químicos e materiais necessários para as sessões de laboratório; coloca cadáveres, modelos anatómicos e preparações à disposição dos estudantes; assegura a utilização de métodos de manuseamento seguros e corretos durante as sessões; fornece vestuário de proteção e controla a concentração de gases na área do laboratório. Assegura a disponibilidade de um stock adequado de equipamento e materiais; verifica o stock e avalia as necessidades; prepara requisições para a compra de materiais; aconselha sobre requisitos adicionais para cadáveres humanos; assegura a manutenção geral do equipamento e efectua pequenas reparações e revisões, conforme necessário; mantém um registo de todos os aparelhos, modelos e esqueletos emprestados e verifica o seu estado quando os devolve.[7]

A conservação do material patológico nunca foi tão importante como atualmente, quando a introdução de novos métodos terapêuticos eficazes altera o quadro clínico ao ponto de o tornar irreconhecível. É interessante percorrer um museu médico criado há cem anos e ver quantas preparações se referem a doenças que, atualmente, ou nunca ou raramente são observadas em necrópsia ou, quando o são, foram muito modificadas pelo tratamento.[8]

Os espécimes de cada área deveriam ser depositados para conservação a longo prazo e acesso futuro. Os animais devem, por conseguinte, ser mantidos nas melhores condições possíveis e, sempre que possível, deve ter-se o cuidado de garantir a preservação da sua cor natural. Deve ter-se o cuidado de assegurar que os espécimes não sejam danificados.[9]

No módulo de histologia e citologia, é mencionado que a solução recomendada para a preservação de amostras é a Kaiserling III. Esta é a solução final na qual a preparação é preservada para exposição. Baseia-se numa solução de glicerina.[10]

As preparações do Museu de Anatomia são montadas de acordo com diferentes métodos, consoante a sua posição anatómica. Quando as preparações são manipuladas, os órgãos são montados com os seus vasos e vias excretoras correspondentes em placas de vidro/acrílico e placas de raios X/plástico. Os órgãos são peças cosidas, órgãos, etc. As amostras colocadas num recipiente de vidro cheio de formalina e sem suporte mudam de posição com suturas. As suturas demasiado apertadas danificam os órgãos, nomeadamente o cérebro, enquanto que os órgãos pesados, suspensos de forma solta na placa de raios X/placa de plástico, não mantêm a sua posição normal. Em alguns casos, foram utilizados blocos de parafina, mas os espécimes ainda precisavam de ser apoiados para manter a sua posição. Neste caso, apoiámos as amostras montadas com peças cilíndricas de garrafas de plástico transparente sem agulhas ou fios. Esta técnica de inclusão é muito simples, demora menos tempo e não danifica a preparação. Palavras chave: método de montagem simples, órgãos montados, cérebro, fios, garrafa de plástico transparente.[11]

A exposição de restos mortais humanos em museus é controversa, mas necessária. A exposição de restos humanos em museus pode ser instrutiva e reveladora, e o poder da sua presença no museu é incomparável. Os visitantes esperam autenticidade no museu, mas satisfazer esta expetativa não deve ser o único argumento para os museus que pretendem expor restos mortais humanos. Em vez disso, os museus devem avaliar se as exposições cumprem as diretrizes éticas estabelecidas, que recomendam não só que os museus exibam restos humanos de forma respeitosa, mas também que essas exposições sejam contextualizadas e apresentadas de forma profissional.[12]

Uma boa manutenção manterá o museu em boas condições durante muito tempo.[4]

Os museus de belas artes e artes decorativas estão a utilizar cada vez mais dispositivos de interpretação assistida por computador nas suas exposições, tais como assistentes pessoais digitais e quiosques de informação. Os gestores dos museus esperam que estas novas tecnologias ajudem a aumentar o número de visitantes, a atrair novos grupos-alvo e a melhorar a experiência dos visitantes com os objectos expostos. No entanto, sabe-se relativamente pouco sobre se o investimento em recursos digitais é "rentável" para os museus. Os métodos e técnicas contabilísticos tradicionais avaliam, em grande medida, se o investimento em exposições conduz a um aumento do número de visitantes e a receitas mais elevadas, mas não têm em conta a agenda e a missão do museu.[13]

Os museus de anatomia mostram aos estudantes de medicina e ao público em geral a complexidade da anatomia humana. O objetivo deste estudo é desenvolver um protótipo de um museu digitalizado para o século XXI. O protótipo foi concebido após um estudo de dezasseis museus de anatomia de renome na Índia. Ao longo dos séculos, estes museus evoluíram de um instituto que albergava uma coleção de modelos para um instituto que albergava espécimes e plastinatos preservados em formol. Os museus de anatomia modernos são digitalizados e utilizam ferramentas audiovisuais e ecrãs electrónicos para apresentar a anatomia. Os avanços da ciência também devem ser bem utilizados na educação médica. As gerações futuras viverão num mundo totalmente digitalizado. É por isso que as inovações modernas, como os computadores, a Internet, o Wi-Fi, os ecrãs electrónicos, os projectores, as instalações de visualização 3D, os hologramas 3D e os manequins anatómicos devem ser utilizados para ensinar anatomia nos museus de anatomia. É também importante integrar as visitas aos museus no currículo escolar regular e na formação médica básica. Um museu de anatomia não serve apenas para exibir espécimes. Deve ser concebido para funcionar como um instituto onde a aprendizagem ativa pode ter lugar, integrando assim o museu na corrente principal da educação médica. O futuro da anatomia será certamente mais digitalizado. No entanto, as técnicas tradicionais de modelação, dissecação e plastinação terão sempre um lugar especial em todos os museus de anatomia.[4]

Os recentes desenvolvimentos no domínio dos museus levaram ao aparecimento de métodos novos e inovadores de conservação e exposição de espécimes. Os mais interessantes são[14]

- Plastinação
- Museu virtual
- Fixações recentes.

O objetivo desta obra de biblioteca é fornecer uma visão geral precisa da preparação de museus, centrando-se em técnicas específicas de museus e em avanços recentes na tecnologia de museus.

Revisão da literatura

Ginsburgh V. observou **em 1997** que existem muitas definições do termo "museu", mas que o que têm em comum é o facto de sublinharem as actividades de um museu que o distinguem de outras instituições: conservação, investigação e mediação. É nesta base que os comités de peritos decidem se devem admitir uma instituição que tem o direito de recorrer a fundos públicos.[2]

Wateren J. salientou **em 1999** que aquilo a que chamamos museu significa, de facto, uma coleção de alguma coisa. De facto, segundo a Enciclopédia Britânica, o termo museu tem as suas raízes na paixão pelo colecionismo que está profundamente enraizada na natureza humana. Todas as civilizações, das mais primitivas às mais avançadas, partilham o desejo de colecionar objectos bonitos, caros, raros ou simplesmente curiosos.[15]

Em 1999, **Arinze E.** afirmou que a missão tradicional dos museus é recolher objectos e materiais de significado cultural, religioso e histórico, preservá-los, estudá-los e apresentá-los ao público para fins educativos e recreativos.[3]

Os primeiros museus eram elitistas, pouco inspiradores e inacessíveis, porque apenas encorajavam as pessoas instruídas a visitá-los. O público em geral era excluído. Atualmente, este enfoque tornou-se demasiado restrito e inaceitável num mundo em rápida mudança, onde há um apelo crescente a uma maior abertura, pragmatismo e envolvimento coletivo na abordagem de questões com impacto nos indivíduos, comunidades e nações.[3]

Na nossa sociedade moderna, tornou-se necessário, e mesmo urgente, que os museus redefinam as suas missões, objectivos, funções e estratégias, a fim de responder às expectativas de um mundo em rápida mutação. Hoje, os museus devem tornar-se agentes de mudança e desenvolvimento: devem refletir os acontecimentos da sociedade e tornar-se instrumentos de progresso, chamando a atenção para acções e acontecimentos que promovam a mudança social.

Devem tornar-se instituições capazes de promover a paz, devem ser vistos como promotores dos ideais de democracia e transparência na governação das suas comunidades, e devem fazer parte das comunidades mais vastas que servem e chegar a todos os grupos da sociedade. Para que os museus mantenham a sua importância e se tornem parceiros positivos no desenvolvimento das nossas sociedades, devem utilizar os seus recursos e potencialidades únicos para responder melhor à dinâmica da sociedade moderna e às mudanças urbanas.[3]

Mills A (2003) explicou que os museus recolhem e mantêm objectos de importância científica, artística ou histórica e tornam-nos acessíveis ao público - através de exposições que podem fazer parte da coleção permanente ou de exposições temporárias. O papel do conservador é cuidar dos objectos e explicar a sua história aos visitantes. Um edifício de museu pode muitas vezes fazer parte da própria coleção, como

Armley Mills, um dos maiores moinhos sobreviventes do país. Atualmente, é o Museu Industrial de Leeds e a sua coleção ilustra o passado industrial de Leeds, por exemplo, impressão, locomotivas, maquinaria, ótica e maquinaria têxtil.[3]

Os museus podem dar vida ao passado e são representações fantásticas de diferentes períodos da nossa história cultural. Permitem aos visitantes tocar, sentir, ver, ouvir, experimentar e cheirar o passado. Atualmente, muitos museus oferecem um programa de actividades para diferentes grupos, por exemplo, para famílias, crianças com menos de cinco anos, etc. Isto contrasta com os primeiros museus, que se destinavam principalmente a um público adulto.[3]

Levin A. (2012) constatou que, no século XX, novas técnicas baseadas na química e na microscopia tornaram obsoletos muitos objectos patológicos antigos em exposição. O declínio dos museus de patologia foi acelerado pela legislação que regulamentava a exposição de objectos anatómicos com base na sua origem. Esta tentativa tardia de proteger os doentes e as suas famílias revelou-se demasiado onerosa para muitas instituições de coleção. Em conclusão, Alberti recorda-nos, num tom quase elegíaco, que a preparação de espécimes era, em tempos, simultaneamente laboriosa e extremamente hábil, perigosa e, no entanto, esteticamente agradável. Compreender o lugar da preparação na história da medicina (mais ainda do que na história dos museus) é essencial se quisermos compreender os desenvolvimentos científicos e culturais dos últimos dois séculos. Os museus continuam a ser lugares importantes onde profissionais e exibicionistas renegociam constantemente o seu direito de expor o corpo anatómico. Os autores salientam que os museus dedicados ao corpo humano e aos seus restos mortais foram transformados pelo desenvolvimento das tecnologias médicas e de comunicação. Além disso, o corpo humano e as suas partes, tal como outros objectos de museu, são colocados em exposições com base na escolha curatorial e na interpretação.[16]

Lewis G. (2016) explicou que os museus de história natural e de ciências naturais se ocupam do mundo natural; as suas colecções podem conter espécimes de aves, mamíferos, insectos, plantas, rochas, minerais e fósseis. Atualmente, alguns museus de ciência e tecnologia centram-se na demonstração da ciência e das suas aplicações; nestes museus, a ênfase é colocada na preservação de processos e não de objectos. Na Índia, onde os museus de ciência e tecnologia desempenham um papel importante na educação, o Conselho Nacional dos Museus de Ciência criou uma rede nacional desses museus. Os centros de ciência, que demonstram a ciência mas não são geralmente responsáveis pela recolha e preservação de equipamento histórico, têm uma função semelhante.[17]

HISTÓRIA DOS MUSEUS

Riaz A. descobriu **em 2015** que os primeiros museus médicos criados nos séculos XVI e XVII eram museus de anatomia, como o de Frederick Ruysch em Amesterdão. No final do século XVIII, William Hunter e o seu irmão John criaram museus mais gerais, também dedicados à história natural e à fisiologia, que utilizaram sobretudo nas suas escolas de anatomia em Londres. A coleção de John Hunter foi adquirida pelos Estados Unidos em 1799 e instalada no Royal College of Surgeon em Londres, enquanto a coleção de William Hunter foi transferida para Glossgow em 1807, de acordo com o seu testamento. A coleção de

John Hunter era composta por mais de 14.000 peças e limitava-se principalmente à anatomia, história natural, fisiologia e patologia. A coleção de Willian Hunter, por outro lado, era muito maior, com 35.000 peças.[18]

Ray B. referiu **em 2015** que a anatomia é uma ciência que só pode ser estudada através da dissecação, preparação e preservação de espécimes. Os primeiros anatomistas encorajaram, por isso, a criação de museus de anatomia e, atualmente, é obrigatório que todas as escolas de medicina tenham um museu. A anatomia primitiva atingiu o seu apogeu em Itália, entre 1300 e 1500 d.C.[19]

Entre 1699 e 1763, os cirurgiões de Edimburgo decidiram criar uma coleção de preparações anatómicas, quadros e livros, conhecida como "gabinete de curiosidades". Os primeiros museus eram constituídos principalmente por modelos, esboços artísticos e pinturas. Entre 1789 e 1815, os modelos de cera do famoso modelador Clemente Susini tornaram-se mundialmente famosos. O Museu de Modelos Anatómicos de Cera da Universidade de Cagliari, na Sardenha, Itália, alberga alguns dos melhores modelos deste modelador do século XVIII, que, ao longo da sua carreira, produziu mais de 2000 modelos baseados em dissecações do anatomista Francesco Antonio Boi. Em 1600, o famoso artista Fabricius tinha pintado mais de 300 quadros e produzido o "Tabulae Pictae", um famoso atlas de anatomia. A coleção La Specola, em Florença, que possui a maior coleção de modelos anatómicos em cera, foi criada em 1775. Os modelos distinguem-se pela sua aparência natural, e cada peça é uma mistura perfeita de arte e ciência. Os modelos foram feitos pelo anatomista holandês Bernard Siegfried Albinus (1697-1770) e por Jan Wanderlaer (1690-1759), o seu artista e gravador. O artigo "O papel da anatomia no nosso tempo e a história do Museu de Anatomia de Nápoles", de Esposito et al., descreve o Museu de Anatomia de Nápoles como uma instituição académica fundada sob a direção do famoso cirurgião e anatomista Marco Aurélio Severino e um dos mais antigos museus.[19]

Ray B. mencionou **em 2015** que o período de 1300 a 1500, conhecido como Idade Média tardia, assistiu a um desenvolvimento significativo da ciência anatómica em Itália. Um manual de dissecação anatómica foi escrito, impresso e publicado pela primeira vez na história por Mondino de Liuzzi em 1316 (Wickersheimer, 1926). Entre 1500 e 1800, o conhecimento da dissecação anatómica circulou principalmente entre a elite educativa europeia sob a forma de livros, gravuras, demonstrações e palestras em universidades, museus e bibliotecas. Entre o século XIII e o início do século XVII, os corpos dos criminosos executados eram a única fonte de dissecação. No final do século XVII, em alguns países, os corpos de pessoas não reclamadas foram legalmente disponibilizados. No século XIX, o sistema britânico abandonou a utilização dos corpos de criminosos executados. No século XVII, foi criado pela primeira vez um gabinete de dissecação que continha as primeiras preparações.[20]

A coleção La Specola, em Florença, foi a primeira grande coleção de modelos anatómicos em cera, como referem Lotti et al (2006). Foi criada em 1775 e incluía uma figura feminina em tamanho real, conhecida como a "Vénus Médica", que mostrava as estruturas do corpo. Continha também vários modelos que mostravam sistemas biológicos, massas musculares e modelos transversais.[20]

Os modelos anatómicos de La Specola distinguem-se pela sua fidelidade à realidade, e cada peça é uma combinação perfeita de arte e ciência. Hillowala e Renahan (1985) estabeleceram que a origem destes modelos é a obra do anatomista holandês Bernard Siegfried Albinus (1697-1770) e do seu artista e gravador Jan Wanderlaer (1690-1759). Cópias de alguns destes modelos foram adquiridas em 1850 pelo Departamento de Medicina da Universidade de Louisiana em Nova Orleães.[20]

A mais famosa coleção anatómica do século XVIII foi a de John Hunter, de 1783 a 1793, na sua casa com escola de anatomia em Leicester Square, Londres, como refere Chaplin (2005), que foi posteriormente adquirida pelo governo em 1799. O museu desempenha um papel muito importante ao realçar o contexto histórico do estudo da anatomia numa época em que não existiam leis de anatomia, a dissecação não era ética e o roubo de sepulturas era frequente.[20]

Um dos dias mais esquecidos da história da modelação anatómica é o dos modelos em papel maché realizados pelo médico francês Louis Thomas Jerome Auzoux (1797-1880). Auzoux fabricou modelos em papel machê de pessoas, animais, flores e modelos precisos de estruturas do corpo, que foram vendidos em todo o mundo e utilizados para fins didácticos durante cerca de um século e meio.[20]

Ballestriero (2010) refere que os primeiros modelos de cera colorida foram realizados no final do século XVII pelo modelador de cera Gaetano Giulio Zumbo e pelo cirurgião francês Guillaume Desnoues. A qualidade dos modelos de cera ultrapassava a dos modelos de madeira, mármore ou barro. No século XVII, esta arte espalhou-se pela Europa, primeiro em Bolonha com Ercole Lelli, Giovanni Manzolini e Anna Morandi, depois em Florença com Felice Fontana e Clemente Susini. As cerâmicas anatómicas foram trazidas de Florença para Londres pelo escultor Joseph Towne. O Museu do Royal College of Surgeons of Edinburgh alberga uma das maiores e mais históricas colecções de anatomia patológica do Reino Unido. O museu mais antigo da Escócia, foi concebido como um museu de ensino para estudantes de medicina e está aberto ao público desde 1832 (Tansey e Mekie, 1982). O Museu de Anatomia da Universidade de Turim, Itália, foi reconhecido por Abbott (2008) pela sua coleção de preparações neuroanatómicas. O museu foi fundado em 1739 e aberto ao público pela primeira vez em 1830. Em 1880, Carlo Giacomini, um neuroanatomista de renome, desenvolveu um método de conservação a seco de preparações cerebrais. O museu alberga mais de 950 destas preparações, bem como modelos de cérebros feitos durante o século XIX, que mostram como o conhecimento da anatomia do cérebro evoluiu durante este período. Outras colecções incluem uma série requintada de embriões humanos em cera que ilustram o desenvolvimento do sistema nervoso. Uma caraterística única do museu é a coleção de crânios e máscaras mortuárias dos grandes e dos bons, bem como de criminosos. Heylings (1990) descreveu o Museu de Anatomia da Queen's University Belfast, fundado em 1835. O museu tem salas separadas para preparações osteológicas e húmidas e alberga também um departamento separado para radiologia, bem como uma secção com retratos de todos os antigos professores de anatomia. O museu alberga também uma extensa coleção de pinturas que datam do final do século XIX. Um artigo de Kemp e Galenakis (2011) ilustra a coleção de crânios gregos antigos do Museu da Universidade de Oxford. Esta coleção foi criada pelo primeiro professor de anatomia e fisiologia da universidade, o Professor George Rolleston (1829-81). Várias centenas destes crânios foram recolhidos e cuidadosamente preservados. Hopwood (2007) explica a situação em meados do século XIX no seu artigo "Artist versus Anatomist, Models against Dissection: Paul Zeiller of Munich and the Revolution of 1848". Paul Zeiller (1820-1893) era um modelista que se opunha ao professor de anatomia da época, alegando que os modelos que tinha criado poderiam salvar os corpos proletários da dissecação. Ele e a sua mulher Franziska Zeiller continuaram a sua luta contra a "anatomia pela faca" nas décadas de 1860 e 1870. O artigo salienta, a este respeito, que a dissecação, embora reconhecida por lei em vários países, era ainda objeto de discussão e permanecia controversa, uma vez que representava um castigo definitivo para a pobreza e que os méritos relativos das preparações naturais e artificiais continuavam a ser debatidos. No seu artigo "Indecent and demoralizing representations", Bates (2008) discute a introdução do Obscene Publications Act 1857: "Public Anatomical Museums in Medieval Victorian England". Esta lei conferia ao magistrado o poder de destruir todos os livros obscenos, impressos e outros materiais, incluindo modelos obscenos, considerados "perigosos para a moral pública". Em 1860, o Museu Anatómico de Louis Lloyd, em Leeds, foi o primeiro museu a ser processado ao abrigo desta lei. Vários modelos obscenos pertencentes ao famoso Kahn's Museum foram também apreendidos e destruídos, e os proprietários do museu foram acusados de exibirem "certas representações indecentes e desmoralizantes com o objetivo de enriquecerem". O Woodlands Museum, em Manchester, também foi processado ao abrigo da lei em 1874.[20]

Victor Ginsburg observou, **em 1997**, que o primeiro resultado surpreendente era a grande diversidade de instituições, a maioria das quais tinha sido criada recentemente: Metade dos 193 museus não existia há 20 anos e 20% foram inaugurados há 10 anos ou menos.[2]

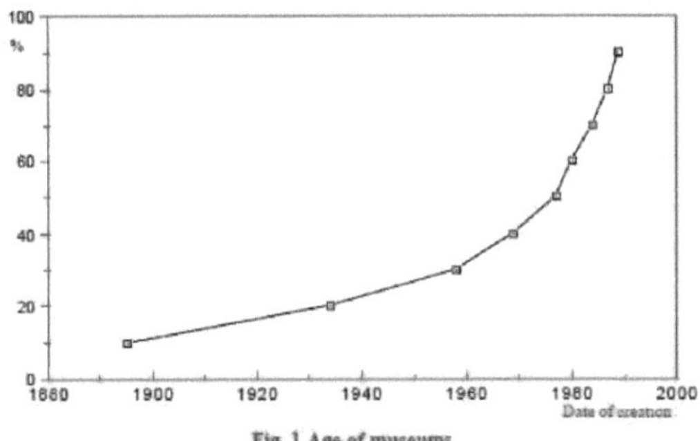

Fig. 1 Age of museums

Figura 1: O eixo vertical descreve a percentagem do número total de museus para os quais o critério representado no eixo horizontal é satisfeito. A Figura 1 mostra, por exemplo, que menos de 30% dos museus actuais existiam antes de 1960. Mostra também a impressionante taxa de aumento do número de novas aberturas entre 1970 e os dias de hoje.[2]

Dale Ulmer explicou **em 2000** que, com as técnicas modernas actuais, ainda é possível datar e estudar cientificamente tecidos humanos de civilizações antigas. A mumificação é um dos métodos mais antigos de preservação de tecidos humanos. O termo mumificação descreve diferentes métodos utilizados pelas civilizações antigas para preparar os restos mortais humanos para o enterro. Os diferentes métodos de preservação foram descritos em numerosos artigos. Algumas múmias estudadas por cientistas tornaram-se famosas não só pelo seu papel na história, mas também pela riqueza de informações médicas extraídas dos seus corpos mumificados. As autópsias efectuadas nas múmias permitiram conhecer melhor os problemas médicos das civilizações antigas. Por exemplo, uma das causas de morte mais comuns entre os povos pré-colombianos, com mais de 5.000 anos, era a pneumonia. Foram também observados abcessos pulmonares, pericardite e endocardite, bem como tuberculose. Estes estudos levaram os cientistas a refletir sobre as doenças que existiam antes da chegada dos europeus à América.[21]

OBJECTIVOS DO MUSEU

Victor Ginsburgh, em 1997, assumiu alguns dos objectivos do museu.[9]

1. *Aquisições* : Atividade ligada à coleção, compra e procura de doações

2. *Autonomia financeira:* um museu pode ser organizado de forma a que as taxas de entrada e as actividades acessórias gerem recursos suficientes para que não seja necessária qualquer ajuda pública.

3. *Conservação:* actividades relativas à gestão das condições ambientais do museu (temperatura, humidade, luz, etc.) e à segurança contra roubos, incêndios, etc.

4. *Lazer:* actividades que fazem com que os visitantes do museu se sintam bem e satisfeitos. Incluem-se aqui serviços como o restaurante, a cafetaria, os parques infantis, etc.

5. *Desenvolvimento económico:* Tendo em conta os recursos que um museu gera, pode contribuir para o desenvolvimento de uma região, criando indiretamente postos de trabalho (através de empresas que se instalam perto do museu), comprando os seus factores de produção na região, etc.

6. *Educação:* um museu tem uma função educativa, organizando visitas guiadas e outras actividades para diferentes grupos de visitantes (escolas, adultos, grupos, etc.).

7. *Exposições:* Atividade ligada às exposições temporárias e à rotação das colecções permanentes, incluindo a definição das mensagens a transmitir pela exposição.

8. *Gestão de colecções* : Atividade relacionada com a catalogação e o inventário.

9. *Identidade cultural:* um museu pode ajudar a refletir a identidade cultural de uma comunidade, cidade, região ou país, destacando os aspectos fundamentais que os distinguem de outros grupos. Pode mesmo ajudar a unir uma comunidade, cidade ou região em torno dessa identidade.

10. *Imagem visual:* actividades que contribuem para tornar o próprio museu um objeto de arte, cuidando da sua arquitetura, design de interiores, etc.

11. *Longevidade:* um museu é uma instituição criada para as gerações actuais e futuras. Por

conseguinte, o desregramento não deve ser permitido.

12. *Prestígio:* um museu pode ajudar a melhorar o perfil da sua região, mostrando as suas realizações passadas e presentes.

13. *Promoção de novos talentos:* um museu pode desempenhar um papel na promoção de jovens artistas talentosos (ou outros), expondo e/ou comprando o seu trabalho.

14. *Qualidade de vida:* um museu pode enriquecer a qualidade de vida numa região.

15. *Investigação*: inclui a redação de artigos e livros sobre as colecções, actividades laboratoriais e colaboração com universidades.

16. *Papel social: uma* atividade que envolve o museu nos debates sociais e políticos da comunidade.

17. *Tourim:* atrair e promover actividades turísticas na região e nos seus arredores.

TIPOS DE MUSEUS

De acordo com dados de **museus e colecções** de 2000:-[22]

Para os resultados da avaliação, foram utilizadas as seguintes variáveis de classificação: o tipo de museu ou coleção, a comunidade autónoma ou cidade em que está localizado e o tipo de propriedade.

Para classificar os museus e as colecções, elaborámos uma tipologia baseada na classificação da UNESCO. As categorias desta classificação correspondem às seguintes definições:

- *Belas artes:* contém obras de arte que datam principalmente da Antiguidade ao século XIX (arquitetura, escultura, pintura, desenho, gravura e, desde 2002, arte sacra).

- *Artes decorativas*: incluem obras artísticas de carácter decorativo. São também conhecidas como artes aplicadas ou industriais.

- [th]*Arte contemporânea*: inclui obras de arte criadas maioritariamente nos séculos XX e XXI. Inclui também o cinema e a fotografia.

- *Casa-museu*: um museu situado no local de nascimento ou de residência de uma pessoa famosa.

- *Arqueológico:* contém objectos de valor histórico e/ou artístico resultantes de pesquisas, escavações e descobertas arqueológicas. Inclui numismática, glíptica, epigrafia e outros.

- *No local:* é o resultado da transformação de certos imóveis históricos em museus. (sítios arqueológicos, monumentos, exemplos do passado industrial local, etc.) no sítio onde foram originalmente criados. (Incluem-se aqui os centros de interpretação arqueológica, se dispuserem de uma coleção de recursos originais, e excluem-se os centros de interpretação da natureza).

- *Histórico:* esta categoria inclui museus e colecções que ilustrar acontecimentos ou períodos históricos, personalidades, museus militares, etc.

- *Ciências naturais e história natural*: contém objectos nos domínios da biologia, botânica, geologia, zoologia, antropologia, física, paleontologia, mineralogia, ecologia, etc.

- *Ciência e tecnologia:* contém objectos que representam o desenvolvimento da história, da ciência e da tecnologia e que também divulgam os seus próprios princípios. Excluem-se os planetários e os centros de ciência, com exceção dos que possuem um museu ou uma coleção.

- *Etnografia e antropologia*: dizem respeito às culturas contemporâneas ou a elementos culturais do passado pré-industrial ou recente. Esta categoria inclui o folclore popular, a arte, a tradição e os museus de costumes.

- *Especializada:* especialização numa área particular do património cultural que não é que se encontram noutra categoria. Até 2002, esta categoria incluía também a arte sacra, que passou a ser considerada parte das belas-artes.
- *Geral:* museu ou coleção identificável por mais do que um dos seguintes elementos as categorias acima referidas.
- *Outros*: não podem ser incluídos nas categorias anteriores.

COMUNIDADE AUTÓNOMA

A classificação geográfica corresponde à localização do museu ou da coleção, independentemente do proprietário ou da instituição que o gere.

PROPRIEDADE

É a pessoa singular ou colectiva que age como proprietário do museu ou da coleção. Consoante o proprietário, os museus e as colecções são classificados da seguinte forma

Público: administração geral do Estado (ministério da cultura; ministério da defesa; património do Estado; outros ministérios ou organismos da administração geral do Estado); administração autónoma (conselho ou ministério da cultura, outros conselhos ou ministérios, outros organismos (universidades, etc.); administração local (conselho regional; conselho de ilha; conselho municipal; outros organismos); outros (empresa pública; fundação pública; vários organismos públicos; outros organismos públicos).

Privado: Eclesiástico; Outro (associação, fundação, empresa, pessoa singular, várias instituições privadas, outras instituições privadas).

Misto: vários estabelecimentos públicos e privados.

Em 2004, Alissandra Cummins mencionou os seguintes tipos de museu.[23]

Os primeiros museus públicos

Museus enciclopédicos

Os museus públicos nasceram do espírito enciclopédico do Iluminismo europeu. O Museu Ashmolean, inaugurado em 1683 pela Universidade de Oxford, é geralmente considerado como o primeiro museu criado por uma instituição pública para benefício do público em geral. Baseou-se, em grande parte, nas colecções eclécticas de muitas partes do mundo reunidas pela família Tradescant e anteriormente postas à disposição do público na sua casa em Londres. Tinha um carácter enciclopédico típico de dois outros museus famosos deste período inicial: o Museu Britânico, aberto em Londres em 1759, e o Louvre, inaugurado em Paris em 1793; ambos eram iniciativas governamentais, resultando o primeiro da aquisição de três colecções privadas e o segundo da "democratização" das colecções reais.[23]

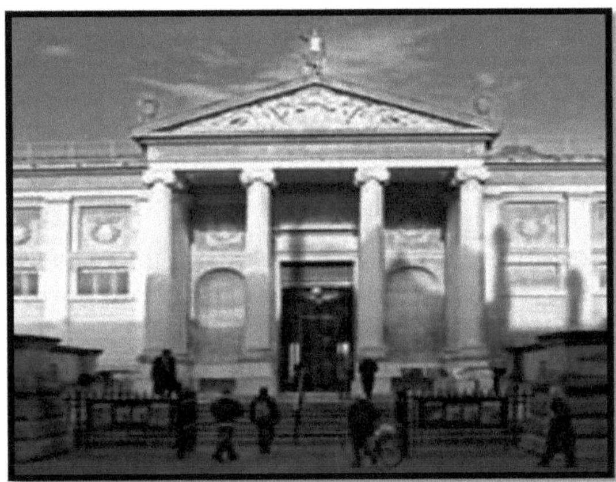

Fig. 2 Museu Ashmolean

Sociedade dos Museus

As sociedades científicas foram também das primeiras a fundar museus públicos. Foi o caso, nomeadamente, na Ásia. Em Jacarta, a coleção da Sociedade de Artes e Ciências de Batávia começou em 1778 e mais tarde tornou-se o Museu Central da Cultura Indonésia. As origens do Museu Indiano de Calcutá são semelhantes, uma vez que se baseia nas colecções da Sociedade Asiática de Bengala, fundada em 1784. Ambos os museus abrangem as artes e as ciências e esforçam-se por promover o conhecimento dos respectivos países. Nos Estados Unidos, a Charleston Library Society da Carolina do Sul anunciou em 1773 a sua intenção de constituir uma coleção "das produções naturais, dos aspectos práticos e comerciais da agricultura e da medicina na província".

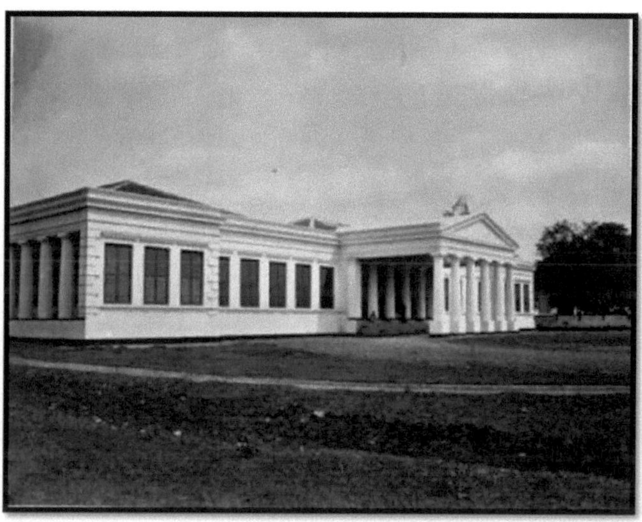

Fig. nº 3 Sociedade de Artes e Ciências de Batávia

Museus nacionais

O papel dos museus na promoção da consciência e identidade nacionais desenvolveu-se inicialmente na Europa e, com ele, o reconhecimento de que os museus são as instituições adequadas para preservar o património histórico de uma nação. Este papel ainda existe atualmente e é frequentemente realçado nos museus nacionais de Estados recém-criados ou reconstruídos. Os exemplos do século XIX incluem o Museu Nacional de Budapeste, fundado em 1802 e construído com fundos provenientes de impostos voluntários; mais tarde, foi identificado com a luta pela independência da Hungria. Em Praga, o ressurgimento do nacionalismo levou à criação do Museu Nacional em 1818, e o seu novo edifício, que só foi inaugurado em 1891, tornou-se o símbolo do renascimento nacional checo. Ambos albergavam inicialmente colecções relacionadas com as artes e as ciências, mas à medida que as colecções se desenvolviam, eram transferidas para outros edifícios. Na Hungria, por exemplo, este facto levou à criação de museus especializados: artes aplicadas, belas-artes, cultura nacional e ciências naturais.

Museus especializados

Assim, o conceito de museu enciclopédico da cultura nacional ou mundial desvaneceu-se durante o século XIX, em benefício de museus nacionais cada vez mais especializados. Este fenómeno acentuou-se quando os museus passaram a ser vistos também como um meio de promoção do design industrial e das realizações técnicas. As exposições internacionais de produtos manufacturados contribuíram para a criação de vários museus especializados deste tipo, nomeadamente o Victoria and Albert Museum e o Science Museum em Londres, o Technische Museum em Viena e o Palais de la Découverte em Paris.

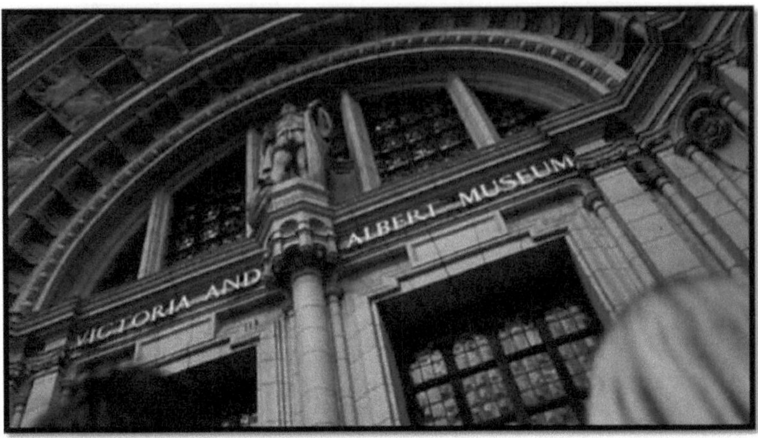

Fig. n° 4 Museu Victoria and Albert

Museus gerais e locais

A ideia enciclopédica que se exprime atualmente nos museus gerais continua a ser uma caraterística de muitos museus regionais e locais. Estes desenvolveram-se a partir das colecções de benfeitores e de sociedades privadas, sobretudo a partir de meados do século XIX. Na Grã-Bretanha, os museus municipais foram vistos como um meio de educar e entreter uma população cada vez mais urbanizada e desenvolveram-se no contexto de reformas destinadas a ultrapassar os problemas sociais resultantes da industrialização. Quando eram estabelecidos num porto ou noutro centro de comércio internacional, as colecções reflectiam frequentemente a natureza global desse comércio. Estes museus locais e regionais também desempenharam um papel na promoção do orgulho cívico.

Museus ao ar livre

Com a criação do Nordiska Museet em Estocolmo, em 1872, nasceu na Suécia um novo tipo de museu, destinado a preservar certos aspectos da vida popular tradicional do país. Este tipo de museu foi alargado à coleção de edifícios tradicionais, que foram depois reconstruídos no Skansen, o primeiro museu ao ar livre. Uma variação deste tema foi criada na Nigéria, onde grande parte da arquitetura tradicional é demasiado frágil para ser deslocada. Em vez disso, foram trazidos artesãos para o Museu de Arquitetura Tradicional de Jos para construírem exemplos de edifícios representativos de diferentes partes da Nigéria.

Museus em funcionamento

Outros museus criaram oficinas onde os ofícios tradicionais podem ser apresentados e, por vezes, explorados comercialmente em benefício do museu. Noutros casos, as oficinas e as instalações industriais foram preservadas in situ e restauradas ao seu antigo estado de funcionamento. Nestes casos, a tónica é colocada na preservação e manutenção dos processos históricos, mais do que no equipamento utilizado para os executar e assegurar a continuidade das competências associadas. É a este nível que os aspectos intangíveis do património cultural e a necessidade de os preservar se tornam particularmente evidentes. Os conhecimentos e as competências pormenorizadas necessárias à realização de um objeto são mais bem transmitidos por meios orais e visuais e preservados por técnicas multimédia. Estas abordagens podem ser aplicadas em grande escala em vários museus.

Museus no local

Se o sítio se destinar a ser preservado por direito próprio, como é o caso dos sítios arqueológicos e das zonas que contêm habitats naturais, aplicam-se outros critérios. É dada especial atenção à possibilidade de manter o sítio em boas condições, na medida do possível, tendo em conta os factores ambientais, incluindo o clima, e o impacto que os visitantes podem ter no sítio. As instalações de interpretação também requerem um tratamento especial e deve ser estudada a forma de as realizar da forma mais discreta possível, tanto para o sítio como para as descobertas que dele se façam.

Museus virtuais

A disponibilidade de tecnologias de informação e comunicação traz novas possibilidades para os aspectos interpretativos dos museus, que se podem manifestar de várias formas. Para tal, a capacidade de reunir imagens digitais, nomeadamente de diferentes fontes, a fim de apresentar e interpretar o património cultural e natural e de o comunicar a um público mais vasto, deve ser vista como um desafio importante para os museus de hoje.[23]

Diretrizes para a criação de um museu

Dovey B salientou **em 1983** que, na maioria das instituições culturais, o gestor da proteção é o gestor do programa de emergência. O gestor do programa de emergência planeia a proteção a longo prazo das colecções, preparando-se para agir em caso de emergência. As caraterísticas de um programa de emergência não preparado para instituições culturais são enumeradas no Guia de Ação do IB. Um guia para um programa sistemático é fornecido no Guia de Ação ID. O ICMS planeia publicar no futuro um novo texto sobre segurança contra incêndios e planos de emergência.[24]

Cummins A observou **em 2004** que a gestão integrada e sustentável dos riscos de iluminação, poluentes, temperatura e humidade substitui as normas rígidas para o ambiente do museu. Como mencionado no início deste capítulo, a maioria dos conselhos e orientações de conservação utiliza uma abordagem muito mais simples de "boas práticas" ou "normas". Isto é particularmente verdade para os últimos quatro factores da tabela: iluminação, poluentes, temperatura e humidade baixas, que são coletivamente referidos como o "ambiente do museu". É muito mais fácil estabelecer regras simples, mas o preço pode tornar-se muito elevado e os benefícios arbitrários. Na década de 1970, os museus de todo o mundo adoptaram normas simples e rígidas para o "ambiente de museu". Estas normas baseavam-se em estimativas extremamente conservadoras de alguns riscos e na simplificação excessiva, se não mesmo na omissão total, de outros. Eram desnecessariamente difíceis e dispendiosos em algumas situações e contraproducentes noutras.

Embora os museus estejam gradualmente a substituir estes objectivos rígidos por orientações mais flexíveis, os objectivos rígidos ainda dominam grande parte das orientações publicadas. Dominam completamente os acordos de empréstimo entre museus, o que é muito importante para os grandes museus que pretendem emprestar exposições.

As orientações são as seguintes

1. DIRECTRIZES DE ILUMINAÇÃO PARA MUSEUS

Diretrizes de iluminação para museus Durante muitas décadas, a norma para a iluminação em museus era que os têxteis e as obras em papel deviam ser iluminados com apenas 50 lux e os quadros e outras superfícies pintadas com 150 lux. (O lux é a unidade internacional SI de intensidade luminosa). A título de comparação, a luz solar plena pode atingir 100.000 lux, a luz diurna indireta 10.000 lux, os focos de luz têm 2.000 lux, a iluminação de escritório visa geralmente 750 lux sobre a secretária e uma vela mantida à distância de um braço ilumina-nos a 1 lux). Surgiram algumas complicações. Os observadores mais velhos não conseguem distinguir pormenores a 50 lux - a intensidade de luz normalmente recomendada para têxteis, aguarelas e manuscritos sensíveis à luz - e mesmo os observadores mais jovens não conseguem distinguir bem superfícies complexas ou escuras com esta intensidade de luz. Muitos artefactos não são muito sensíveis à luz e são mantidos no escuro sem uma boa razão. Por outro lado, muitos outros são tão sensíveis à luz que a iluminação contínua, mesmo a 50 lux, provoca o seu desvanecimento após muitos anos de exposição permanente. O autor analisou toda a literatura sobre visibilidade e todos os dados úteis sobre o desbotamento dos têxteis e elaborou um guia geral sobre iluminação. Nos últimos dez anos, a gestão dos riscos tornou-se parte integrante dos guias de iluminação de outros autores. Todos começam com a mesma abordagem de avaliação de risco, ou seja, quanto tempo é necessário para que o desbotamento se torne percetível? Diferentes autores propõem diferentes estratégias para ajudar na tomada de decisões para diferentes colecções. No entanto, em última análise, todas as diretrizes de iluminação baseadas num tempo aceitável para a descoloração requerem dados sobre a sensibilidade das colecções à luz. O melhor resumo desses dados foi publicado num recente guia internacional de iluminação de museus e é apresentado de forma abreviada no apêndice Sensibilidade à luz de materiais coloridos. Também é possível optar por manter a orientação rígida tradicional, iluminando todos os artefactos com uma iluminância muito baixa, da ordem dos 50 a 150 lux, e acomodando as complicações acima mencionadas.

2. DIRECTRIZES PARA A TEMPERATURA E HUMIDADE NOS MUSEUS

Durante várias décadas, a norma para os conselhos sobre a humidade e a temperatura era simples e rígida: visar 21°C e 50% de humidade relativa, permitindo apenas variações muito ligeiras. Esta norma nasceu da preocupação com a pintura e o mobiliário na Europa e foi, de facto, benéfica para estas colecções. Infelizmente, não era de todo benéfica para os materiais de arquivo e de papel modernos, que requerem condições frescas e secas para uma vida longa. Também não era vantajoso para os metais corroídos, que requerem um ambiente seco. Para muitas colecções, como pinturas, artefactos de madeira e pergaminho, que só são seriamente ameaçados pela humidade e pela secura extrema, ou para pedra, cerâmica, vidro estável e metais limpos, que só são seriamente ameaçados pela humidade, era desnecessariamente severo. Como já foi referido na secção sobre sustentabilidade, a aplicação desta norma ao nível dos edifícios era dispendiosa. Em 1999, um comité de cientistas da conservação e engenheiros mecânicos de toda a América do Norte chegou a acordo sobre orientações mais precisas.

Existem diferentes níveis de controlo das flutuações, AA, A, B, C, D, e os riscos associados a cada nível. Na conceção de um espaço de exposição temporária para objectos emprestados, o espaço deve ser concebido de modo a satisfazer as exigências climáticas geralmente muito rigorosas dos emprestadores. De acordo com a experiência do autor em climas desérticos e quase desérticos, os períodos de humidade persistente, como os que ocorrem nas regiões marítimas e tropicais, são invulgares. Os espaços subterrâneos são pouco comuns na arquitetura tradicional, pelo que a humidade persistente proveniente de armazenamento subterrâneo não é comum. Os riscos mais comuns são temperaturas médias muito elevadas e variações extremas de temperatura e humidade relativa entre o dia e a noite. Os riscos de temperaturas elevadas não são, de facto, significativos para os materiais tradicionais. Constituem um problema grave para as fotografias, o papel dos últimos 150 anos, os plásticos, o material audiovisual e os suportes digitais. O risco é de uma deterioração muito rápida se não forem utilizados equipamentos de refrigeração. A conservação dos materiais de arquivo modernos requer, por conseguinte, uma tecnologia de construção moderna.

Felizmente, os metais, a cerâmica, o vidro, a madeira, o couro, o pergaminho, o papel de trapo, a tinta a óleo, as resinas naturais e a cola animal não estão relativamente expostos a temperaturas do ar que podem atingir os 40°C de vez em quando. Os materiais tradicionais de museus e arquivos, como o pergaminho, o papiro e o papel de trapo, raramente são afectados pelo calor seco. Quando estão em mau estado, a humidade, as forças físicas (mau manuseamento), os insectos, os poluentes, os raios UV e a luz são quase sempre a causa. (Isto não deve ser uma justificação para os expor ao sol do deserto ao ar livre. Isto destrói estes materiais em poucos anos devido à radiação UV muito intensa e às temperaturas superficiais de 100°C ou mais em pleno sol).

Nas zonas marítimas, ou seja, perto do mar ou do oceano, a humidade persistente pode ser um problema. Em edifícios modernos de estilo europeu com armazenamento subterrâneo e um lençol freático elevado devido a um rio próximo, a humidade persistente também pode ser um problema. A causa mais comum de humidade em pequenos museus de climas quentes é o ar condicionado. As avarias ocorrem regularmente e é um facto triste que as colecções dos museus são frequentemente expostas a uma humidade relativa elevada pela primeira vez devido aos aparelhos de ar condicionado (e são outra fonte de fugas de água). Mantenha sempre as exposições sensíveis à água e à humidade perto dos aparelhos de ar condicionado. Se estiver a planear instalar um novo aparelho de ar condicionado, monitorize a humidade durante várias semanas ou meses antes da instalação, se possível, e depois monitorize cuidadosamente a humidade após a instalação e o funcionamento do aparelho de ar condicionado. As variações de humidade representam um risco moderadamente elevado e foram dados alguns exemplos de avaliação de riscos na secção Exemplos de avaliação de riscos específicos e soluções individuais. O conceito de "humidade controlada" apresentado é essencial na avaliação dos riscos associados às variações de humidade. Note-se que se, por exemplo, um sistema de ar condicionado introduzir novas e significativas variações de rh, pode ultrapassar a rh verificada das suas colecções. Em qualquer situação em que a humidade relativa seja um fator, a perceção humana é geralmente pouco fiável (exceto em casos de humidade extrema). A humidade relativa deve ser medida (fase de deteção) para se poder fazer uma avaliação exacta dos riscos.[23]

A LAMMY D declarou **em 2004** que o termo "restos mortais humanos" se refere aos corpos e partes do corpo de seres humanos da espécie Homo sapiens que viveram no passado (definidos como indivíduos abrangidos pelas formas anatómicas conhecidas atualmente e num passado recente). Incluem material osteológico (esqueletos inteiros ou partes de esqueletos, ossos isolados ou fragmentos de ossos e dentes), tecidos moles, incluindo órgãos e pele, embriões e preparações de tecidos humanos.

Museus: neste guia, o termo refere-se a todos os museus e a todas as outras instituições que conservam permanentemente restos mortais sob a forma de colecções. A referência a instituições sistematicamente designadas como museus não significa que o mesmo regime se aplique a instituições não museológicas ou que estas instituições tenham as mesmas funções que os museus.[25]

RECOLHA DE AMOSTRAS

R. J. V. PULVERTAFT observou **em 1950** que a grande maioria dos espécimes de museu são recolhidos por hospitais-escola. Isto é muito lamentável, uma vez que tais espécimes, pela sua própria natureza, cobrem apenas uma parte das doenças humanas, excluindo, por exemplo, as doenças crónicas, e, de qualquer modo, apenas uma pequena proporção do material disponível passa pelos hospitais-escola. Seria altamente desejável a criação de uma câmara de compensação central para as amostras. De todos os pontos de vista, e especialmente para garantir os melhores espécimes de museu, as necrópsias não devem ser efectuadas nem apressada nem superficialmente. Devem ser efectuadas em silêncio, perante um público reduzido. E a apresentação do material deve ser objeto de uma sessão separada. É evidente que as necrópsias devem ser efectuadas logo que possível após a morte, mas em muitos casos, nomeadamente para preservar o estômago, o aparelho digestivo ou o cérebro, deve ser injectada uma solução salina formal a 4% na cavidade abdominal, nas artérias carótidas ou no estômago logo que possível após a morte.

Uma das causas mais comuns de amostras de má qualidade é o contacto com água da torneira. A hemólise resultante reduz consideravelmente o seu valor. As amostras só devem ser lavadas com uma solução salina e mantidas nesta solução até à demonstração, uma vez que a secagem estraga novamente o aspeto da superfície; no entanto, como a autólise ocorre rapidamente, não devem permanecer na solução salina durante mais de duas horas.[8]

MUSEUS E COLECÇÕES em 2000, a coleção foi definida, para efeitos destas estatísticas, como "todo o bem cultural que, sem satisfazer todos os requisitos necessários ao cumprimento das funções de um museu, é posto à disposição do público segundo critérios arquivísticos e um calendário estabelecido, apresenta uma relação básica do seu acervo e dispõe de meios de conservação e armazenamento". É importante notar que, de um modo geral, incluímos nestas estatísticas algumas instituições reconhecidas pelo ICOM

(Conselho Internacional de Museus) inclui nos museus: instituições de conservação e galerias de exposição dependentes de bibliotecas e centros de arquivo; instituições que expõem espécies vivas, como jardins botânicos, zoológicos, aquários, viveiros, etc.; reservas naturais, planetários e centros de ciência. Nos casos em que as instituições acima referidas possuem um museu ou uma coleção na aceção destas estatísticas, foi incluído o centro de arquivo.[22]

Nancy B. Simmons e Robert S. Voss salientaram **em 2005** que a recolha de espécimes, tal como qualquer outro aspeto da investigação de campo, requer um planeamento prévio. São necessários materiais especiais para uma preservação e rotulagem óptimas dos espécimes, e é melhor aprender e praticar certas competências (por exemplo, a preparação de peles de estudo) com bastante antecedência em relação ao momento em que serão necessárias. Também é aconselhável assegurar que os espécimes são preservados durante muito tempo antes de saírem para o campo. [26]

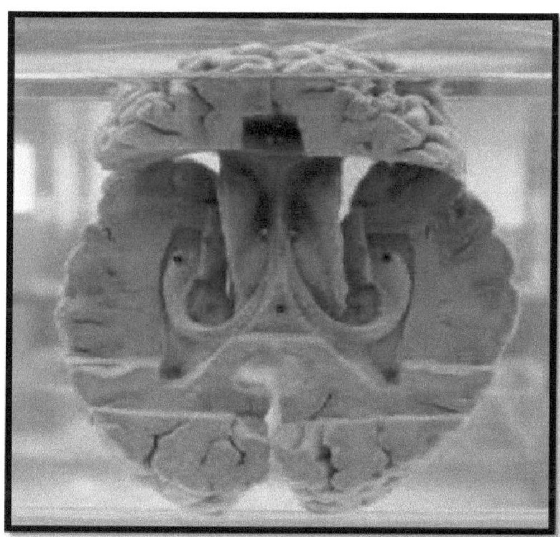

Fig. 5 Amostra com cérebro

Os espécimes biológicos sem dados são praticamente inúteis, pelo que é importante que os investigadores no terreno registem informações precisas sobre onde e quando os espécimes foram recolhidos. Esta informação é tanto mais valiosa quanto mais os anos passam e os habitats são modificados ou destruídos pelas actividades humanas. Se forem recolhidos mais do que alguns espécimes ao longo de uma época de campo ou de toda uma carreira de investigação, é boa ideia manter duas notas de campo duradouras (que podem ser arquivadas), um *diário* e um *catálogo*. Tanto o diário como o catálogo devem ser escritos com tinta indelével em papel sem ácido e num formato normalizado. Se não houver tinta à base de carbono, utilizar um lápis (a tinta da esferográfica é solúvel em álcool e não deve ser utilizada para notas de arquivo).[26]

Ellis R. salientou **em 2008** que os espécimes alojados e cuidadosamente preservados nos museus de história natural e herbários do mundo representam - embora num sentido incompleto - a ordem da diversidade da vida no nosso planeta. Mais precisamente, encarnam um emaranhado de vida que transcende as paredes das colecções e os esforços humanos para recolher, descrever e classificar a natureza em toda a sua diversidade. Desde o aparecimento das primeiras colecções de história natural, no século XVI, os arranjos de espécimes sob a forma de organismos inteiros e das suas partes fragmentadas, conservados em armários, caixas, frascos e, mais recentemente, sob a forma de tecidos congelados em armazéns criogénicos, têm constituído um recurso crescente e indispensável para os taxonomistas de todo o mundo, permitindo-lhes estudar e classificar novas espécies e efetuar reorganizações espaciais e evolutivas de grupos de organismos já conhecidos.[27]

As colecções de espécimes representam assim, por um lado, um arranjo fixo e tangível de artefactos que falam a favor de possíveis ordens naturais. Por outro lado, as colecções - e a(s) natureza(s) que incorporam e representam - são valorizadas de múltiplas formas que estão constantemente a ser (re)criadas, mesmo que esta diversidade de significados nem sempre seja explicitamente prevista. Mais recentemente, pressupostos politicamente motivados sobre as necessidades da sociedade relativamente a certas formas de informação taxonómica podem ser vistos como moldando a forma como a natureza é considerada digna de conhecimento e a utilidade que esse conhecimento pode ter. Reivindicar o valor ou valores de espécimes biológicos levanta, assim, uma série de questões sobre o que um espécime pode, em última análise, representar, e obriga-nos a imaginar o que pode significar passar de um espécime guardado numa gaveta de mogno ou num congelador para uma apreciação da "vida em si" (potencialmente constituída de múltiplas formas). [27]

Na lição 20 do módulo de histologia e citologia, é referido que cada espécime conservado no museu deve ser inscrito num registo de admissão e ostentar um número seguido do ano (por exemplo, 32/2013). Este número permanece com o espécime, mesmo que este seja catalogado no seu local atual. Este número é escrito a tinta indelével numa etiqueta que é fixada de forma segura ou cosida ao espécime. O caderno de recibos deve conter todas as informações necessárias sobre o espécime (resultados clínicos, macroscópicos e microscópicos).[10]

Bocaege E. descobriu **em 2013** que, embora as colecções de anatomia e patologia tenham historicamente desempenhado um papel importante na educação médica no Reino Unido, muitas destas colecções foram negligenciadas no final do século passado. Como as preparações eram cada vez menos utilizadas para o ensino e a investigação, as colecções diminuíram - e com elas a sua documentação e as necessárias competências de conservação.[28]

CONSERVAÇÃO DO ESPÉCIME

Preparação da amostra

Kamath V. (2016) salientou a importância de escolher uma preparação fresca para a preparação. Após uma validação ética adequada, deve ser adquirida uma preparação de autópsia fresca ou uma preparação bem embalsamada. Os bordos devem ser cuidadosamente cortados com instrumentos finos. Deve ser planeada a dimensão da preparação a representar e a forma como será removida do corpo. O método de fixação também é importante e é essencial seguir os passos descritos na literatura padrão. A Figura 2 apresenta uma preparação bem preparada com o cérebro e a espinal medula de um feto de 4 meses de idade. A figura mostra claramente que o planeamento e a visualização desempenham um papel importante na preparação da amostra. Os ossos podem ser preparados pelo método de putrefação ou por autoclavagem.[4]

É importante conservar os espécimes num produto de conservação que preserve a cor do espécime e que desvaneça muito pouco com o passar dos anos. Verificou-se que os museus com uma boa exposição utilizam a técnica de conservação do tafetá kaiserling em pó. Esta técnica utiliza três soluções, a primeira para fixar, a segunda para restaurar a cor e a terceira para a conservar. Pulvertaft descobriu em 1936 que a adição de hidrogenossulfito de sódio impedia o desvanecimento dos espécimes. O vidro Plexiglas é preferido para a conservação porque é transparente, leve, forte e durável, fácil de cortar e tem propriedades ópticas ideais.[4]

Em 1985, Culling mencionou que bons espécimes de museu normalmente só podem ser obtidos e preservados através de um planeamento cuidadoso na autópsia e um processamento cuidadoso após a remoção. O exame aleatório de órgãos na autópsia e a remoção descuidada de secções para exame histológico podem facilmente arruinar um espécime potencialmente valioso.

É possível utilizar a habitual faca para o cérebro, mas é preferível utilizar uma faca de talhante com uma lâmina de 14 polegadas, uma vez que mesmo os órgãos grandes podem ser cortados com um corte longo e essas facas são geralmente muito mais baratas do que as facas para o cérebro.[29]

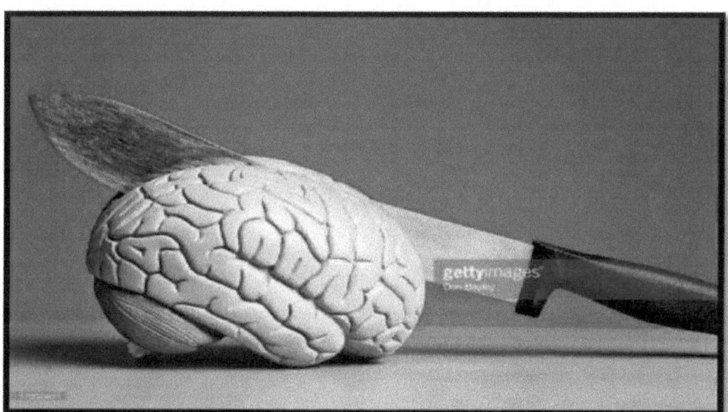

Fig. 6: Faca de talhante

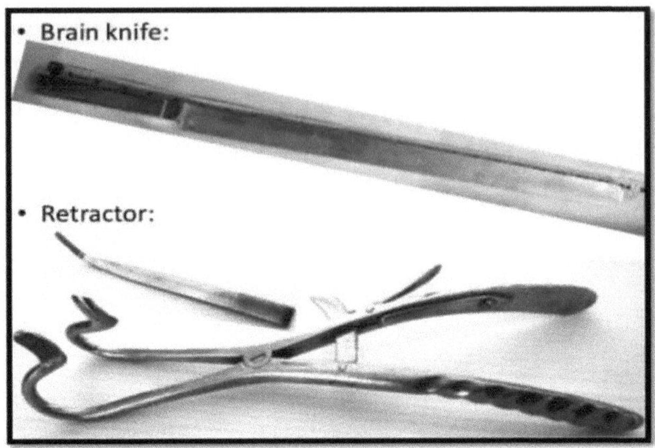

Figura 7: Faca para o cérebro

Os tecidos destinados ao exame histológico devem ser retirados da parte de trás das preparações destinadas a serem conservadas, ou retirados de forma limpa da parte da frente com um bisturi, de modo a que, no caso das lâminas coradas fixadas à preparação, a sua posição em relação ao resto da preparação seja facilmente identificável.[29]

A amostra deve ser colocada num fixador quase imediatamente. Se a amostra for deixada a secar, ocorrerá uma coloração escura.[29]

Rmeguara R et al (1997) descobriram que, embora os manuais e livros de patologia cirúrgica ensinem a recolha de amostras, não dão qualquer orientação sobre as dimensões das diferentes secções de tecido, para além de dizerem que se recomenda uma espessura de 2-4 mm. Infelizmente, não é invulgar recolher tanto tecido quanto uma cassete de um determinado tamanho pode conter. Embora esta abordagem generosa da ampliação possa ter sido aceitável nos métodos de processamento convencionais, que demoram 12 horas ou mais, não é possível no processamento rápido de tecidos, que é atualmente efectuado através de métodos baseados em micro-ondas e de testes convencionais encurtados. A necessidade de adaptar a duração do ciclo de processamento à espessura das secções de tecido é discutida em publicações sobre métodos baseados em micro-ondas, tais como Visinoni et al, Willis e Hinshew. Por outro lado, Morales e colegas propuseram a ideia de normalizar as secções de tecido para adaptar o ciclo de tratamento nos métodos por micro-ondas.[30]

São necessárias ferramentas adequadas para obter secções de tecido corretas para tratamento e são essenciais para a normalização das secções de tecido, mas são raras as preparações especificamente concebidas para patologia. Uma revisão da literatura e uma pesquisa na MEDLINE por "Grossing Tools" ou "Pathology Tools" não conseguiram encontrar uma única referência. Existem, no entanto, várias publicações sobre a origem e o desenvolvimento de instrumentos cirúrgicos, que evoluíram com o progresso do engenho cirúrgico e das suas necessidades. É prática corrente utilizar para o alargamento os mesmos instrumentos desenvolvidos para a prática cirúrgica. Esta tradição foi transmitida de geração em geração e conduziu a maus resultados e a uma falta de normalização na preparação dos tecidos. Como parte do desenvolvimento e implementação de um sistema automatizado baseado em micro-ondas para o processamento rápido de tecidos na Universidade de Miami/Jackson Memorial Hospital, foi identificada a necessidade de normalização da preparação de tecidos.

espessura das secções de tecido, tornou-se rapidamente evidente. Para tal, desenvolvemos duas ferramentas que facilitam consideravelmente a ampliação, não só em métodos baseados em micro-ondas, mas também no processamento tradicional de tecidos.[30]

Rao R et al (2010) mencionaram que o exame macroscópico - um termo que se refere ao exame e dissecação de espécimes cirúrgicos - e a preparação de secções de tecido para processamento são o primeiro passo na autópsia cirúrgica e patológica.[31]

Um diagnóstico preciso a partir destes tecidos depende da identificação, manuseamento e processamento corretos nesta área tão movimentada. Um patologista, internista, histotécnico ou biomédico pode examinar as amostras de forma breve. [31]

Proger L. referiu **em 1951** que uma preparação deve ser limpa do excesso de tecido logo que possível após a remoção do corpo e preparada ou cortada de modo a que as caraterísticas patológicas sejam claramente visíveis, de preferência num plano, uma vez que uma superfície plana facilita a montagem final para exposição. A exceção a esta regra são os órgãos ocos, como a bexiga e os intestinos. Estes devem ser ligeiramente dilatados com uma solução fixadora antes de serem cortados e deixados a endurecer. O enchimento com lã deve ser evitado, exceto no caso do coração, que não sofrerá deformações significativas. A lã deve ser embebida numa solução fixadora antes de ser utilizada para enchimento.[32]

Se a preparação contiver tecidos duros e moles, como no caso de membros ou ossos isolados, deve ser congelada antes do corte. Isto produz uma estrutura uniformemente dura que pode ser cortada de forma limpa com uma serra. A congelação rápida é melhor efectuada num recipiente isolado contendo álcool e C02 sólido (gelo seco) ou numa máquina de congelação. Uma serra de fita motorizada é uma ferramenta útil. Após o corte, a preparação congelada é imersa numa solução fixadora e deixada a descongelar.[32]

Bocaege E descobriu **em 2013** que parte da coleção do século XVIII provinha do St George's Hospital ou tinha sido doada por cirurgiões ou anatomistas contemporâneos, mas que a maioria das preparações tinha sido feita pelo próprio Hunter. Estas incluem tanto preparações secas envernizadas como húmidas, algumas das quais foram injectadas com corante (vermelho) para mostrar estruturas anatómicas complexas. A maior parte das preparações húmidas foram fixadas e conservadas em álcool e armazenadas em recipientes de vidro. Os espécimes eram suspensos por arames para evitar que caíssem para o fundo dos frascos e as tampas dos frascos eram seladas com camadas de carne de porco, bexiga, estanho e chumbo, sendo depois cobertas com pez. No século XIX, as tampas foram gradualmente substituídas por tampas de vidro seladas com piche, uma substância semelhante ao alcatrão, ou, mais recentemente, com métodos de selagem sintéticos, como a borracha de silicone. Ao longo do tempo, foram também introduzidas várias técnicas de fixação e conservação, incluindo a utilização de terebintina, glicerina e formalina. Nos últimos anos, alguns espécimes foram também transferidos para recipientes de acrílico.

Os diferentes métodos de conservação utilizados ao longo do tempo colocam problemas de conservação diferentes. Por exemplo, a terebintina utilizada historicamente não pode ser utilizada em combinação com o método de selagem utilizado atualmente, o silicone.

Atualmente, os principais problemas associados à conservação de espécimes húmidos são a evaporação, a descoloração e as fugas. Os vedantes podem degradar-se com o tempo, levando à evaporação dos fluidos de preservação e à necessidade de voltar a encher os recipientes. Além disso, os corantes injectados podem degradar-se com o tempo, levando à descoloração; nestes casos, o líquido deve ser substituído. A principal causa de fugas nos recipientes é a deterioração e a deformação progressivas dos recipientes de acrílico. A possibilidade de o próprio tecido se deteriorar é também um problema para o futuro a longo prazo das recolhas de amostras "húmidas", sendo necessária mais investigação para desenvolver métodos para reduzir ou excluir a "biodeterioração".[28]

Ulmer D. observou **em 2000** que a preservação de tecidos por liofilização é frequentemente discutida como um método de fixação, mas que constitui corretamente uma alternativa à fixação. Neste método, o tecido é preservado com ligeiras modificações da estrutura celular ou da composição química, o que permite saltar as fases de desidratação com álcoois e de clarificação.[21]

O processo de liofilização decorre em duas fases:

1) Congelamento rápido inicial (arrefecimento)

2) Secagem de tecido congelado

Dissuadir :

Arrefecer o isopentano com azoto líquido até uma temperatura compreendida entre -16O°C e - 180°C e, em seguida, mergulhar pequenos pedaços de tecido na solução. É importante que os tecidos sejam absolutamente frescos, uma vez que a congelação rápida inibe a autólise e impede a difusão de substâncias no interior das células.[21]

Secagem :

O tecido congelado é então colocado num aparelho de secagem no qual é criado um vácuo elevado e o gelo no tecido é transformado em vapor. Para uma secagem mais rápida, é mantida uma temperatura mais elevada. Por exemplo, o aumento da temperatura de -60°C para -40°C aumenta dez vezes a taxa de evaporação.[21]

Substituição por congelação :

Em 1941, Simpson descreveu uma técnica de substituição da congelação como uma alternativa económica à liofilização. Em geral, os resultados nem sempre são tão bons, mas este método pode ser utilizado num laboratório de rotina sem necessidade de adquirir equipamento dispendioso. Depois de serem arrefecidos em isopentano, estes tecidos são lentamente trazidos de volta à temperatura ambiente antes de serem processados. Em 1961, Balfour utilizou a substituição por congelação como método de preparação de secções de tecido para coloração com anticorpos fluorescentes.[21]

Descalcificação :

A presença de sais de cálcio nos tecidos impede uma boa fixação. Após a descalcificação, a cor natural da preparação perde-se; é portanto necessário colorir a preparação o mais naturalmente possível. Há muitas maneiras de o fazer, e a que eu recomendo é o segundo passo do método Kaiserling. Esta consiste em retirar a preparação do fixador, lavá-la em água corrente e colocá-la em álcool a 95%. A amostra é colocada no álcool durante 1/2 a 12 horas, tendo o cuidado de assegurar que a cor se desenvolve em toda a amostra. Se tal ainda não tiver acontecido, a preparação é fotografada nesta fase. Se a recuperação da cor for satisfatória, a amostra está pronta para o procedimento de plastinação.[21]

Podem ser utilizadas diferentes concentrações de fixadores à base de formalina. Um desses métodos é a solução de Klotz, de acordo com Rodriques (1973), que preserva a cor natural. Em resumo, após 5 a 10 dias de fixação em Koltz I, a amostra é transferida para Klotz II, onde pode permanecer indefinidamente.[21]

Kloutz I :

Cloreto de sódio - 90g

Bicarbonato de sódio - 50g ;

Hidrato de cloral - 400g

formaldeído - 37%300 ml, e

H2O destilada - 10.000 ml.

O tecido deve ser bem lavado (12 horas) em água corrente antes de ser transferido para o sapato II.

Solução Kioto II ;

Cloreto de sódio - 90g

Bicarbonato de sódio -50g ;

Hidrato de Cloral - 200g

formaldeído -37%, 100 ml; e

Água destilada -100.000 ml.

São frequentemente utilizadas concentrações reduzidas de formaldeído para tecidos sensíveis, por exemplo nos espaços subaracnóides. O líquido cefalorraquidiano deve ser removido com uma seringa antes de injetar formalina nestas áreas. O tempo de fixação é de 20 a 24 horas.[21]

A injeção de tecido cerebral através das artérias basilares deve ser efectuada com formalina a 100%. Após a perfusão, as artérias devem ser ligadas. Se o cérebro estiver apenas submerso, deve ser utilizada uma concentração de 5%.[21]

Os órgãos que vão ser injectados com meios de contraste também têm de ser tratados antes da fixação. A fixação também envolve o desengorduramento do tecido. As amostras podem ser desengorduradas durante três dias em etanol a 70% e depois desidratadas à temperatura ambiente em concentrações crescentes de etanol. Após desengorduramento durante dois dias em etanol, as amostras são colocadas em cloreto de metileno durante três dias.[2]

FIXAÇÃO

[th]**Culling** referiu **em 1985** que o estudo sistemático dos fixadores começou em finais do século XIX. Deve notar-se, no entanto, que a fixação em si é um grande artefacto. As células vivas encontram-se num estado líquido ou semi-líquido e a fixação consiste em modificar quimicamente as proteínas e os componentes dos tecidos num estado tão próximo quanto possível do estado de vida, permitindo-lhes ao mesmo tempo serem submetidos a outros procedimentos preparatórios sem modificação.[29]

Em 2000, Dale Ulmer mencionou as diferentes funções dos fixadores.[21]

Funções do fixador :

(1) Inserção de órgãos ou partes de órgãos de forma a não alterar a disposição microanatómica dos elementos tecidulares.
(2) Colocar corpos de inclusão intracelulares para estudar as condições histocitológicas e citológicas das células.
(3) Para impedir a autólise, o apodrecimento e outras alterações.
(4) Para realçar as diferenças no índice de refração dos tecidos.
(5) tornam os componentes celulares insolúveis e resistentes aos processos subsequentes.

Os fixadores devem ser

(1) não encolhem nem incham os tecidos
(2) Sem distorção ou dissolução de tecidos
(3) Inativação enzimática
(4) Mata bactérias, bolores e vírus
(5) modificação dos componentes dos tecidos para que mantenham a sua forma quando expostos a agentes desidratantes, agentes clarificantes e meios de inclusão.

Em 1985, Culling mencionou os parâmetros de fixação[29]

Parâmetros para prefixação

Idealmente, o tecido deve ser ligado imediata e completamente ao sujeito vivo. No caso de experiências com animais, isto pode ser conseguido através de perfusão in vivo. No caso dos tecidos humanos, tal não é possível por razões óbvias. O tempo de prefixação refere-se ao tempo decorrido entre a remoção cirúrgica da amostra e o fixador.

Manutenção da cor

O líquido de fixação a utilizar depende da técnica empregue, mas pode sempre ser utilizada uma solução salina formal a 10% para a fixação primária, sendo a amostra depois transferida para um fixador especial.

O método mais utilizado, e de longe o melhor, é uma modificação do método descrito por Kaiserling (1900).

As técnicas originais utilizavam três soluções:

1. O primeiro a definir

2. A segunda é para o restauro de cores.

3. O terceiro é um líquido de montagem no qual a cor deve ser preservada.

Pulvertaft (1936) descreveu um método para restaurar a cor dos tecidos através da adição de um agente redutor (hidrossulfito de sódio) ao meio de inclusão. As amostras originais revestidas com o método de Pulvertaft desvanecem-se notavelmente pouco, mesmo após 35 anos.

Tampão de pó - Processo Kaiserling

Soluções

1. Fluido de Kaiserling 1 - Fluido de fixação

Formalina - 400 ml

Nitrato de potássio - 30 g

Acetato de potássio - 60 g

Água da torneira - até 2000 ml

Depois de serem fixadas numa solução salina formal, as amostras podem ser transferidas para este líquido ou fixadas diretamente nele.

2. Kaiserling líquido 2

80% de álcool etílico

Este líquido pode ser utilizado em situações de emergência para restaurar a cor (por exemplo, para fotografias a cores), mas não é necessário se for utilizado um líquido de incorporação de hidrossulfito de sódio. Se a cor for restaurada com álcool a 80%, o tempo deve ser cuidadosamente controlado, porque uma vez a cor totalmente restaurada (de 30 minutos a 4 horas, dependendo do tamanho da preparação), a imersão contínua em álcool tem um efeito de descoloração permanente e a cor assim perdida não é subsequentemente restaurada pelo líquido de incorporação.[29]

3. Líquido de montagem 3

Glicerina - 300ml

Acetato de sódio - 100g

Formalina - 5ml

Água da torneira - até 1000 ml

O pH do líquido de revestimento é importante. A cor pode ser bem conservada a um pH de 8,0, mas tende a desvanecer-se à medida que o pH muda.

Adicionar hidrossulfito de sódio a 0,4% imediatamente antes de fechar o recipiente. Dissolver o acetato de sódio em água quente da torneira, adicionar o glicerol e o formol e completar com água fria da torneira. Se a reação for mais ácida do que ph 8, adicionar algumas gotas de hidróxido de sódio N/1.[29]

Se a solução não for cristalina, deve ser filtrada num filtro de papel de celulose. A turvação da solução é geralmente devida a impurezas no acetato de sódio. Em casos raros, a filtração simples não permite obter a transparência desejada. Neste caso, adicionar 20 ml de uma solução de cânfora saturada em álcool a 1 litro de solução e perfazer como anteriormente. [29]

A utilização de cânfora resulta sempre num líquido brilhantemente límpido, mas o cheiro avassalador da cânfora na câmara de conservação é uma grande desvantagem.

Israel e Young utilizaram parafina líquida pura como revestimento final após a restauração com álcool. Este processo reduz a coloração do líquido de revestimento pelos pigmentos presentes na preparação.[29]

Método Wentworth: numa série de artigos, Wentworth descreveu o método do tafetá em pó, que elimina a etapa do álcool para a restauração da cor, utiliza apenas hidrossulfito de sódio e omite o glicerol do revestimento final. [29]

Método 1957;-

Soluções

1. Liq. Formaldeído 40%- 100ml

   Acetato de sódio - 40g

   água - 1000 ml

2. Liq. Formaldeído 40% - 10ml

   Acetato de sódio - 40g

   Fosfato de sódio tribásico $Na_3PO_4.12H_2O$ -40 g

   Água - 1000ml

3. Liq. Formaldeído 40% - 10

   Acetato de sódio - 100g

   Fosfato de sódio Na_2HPO_4 - 1g

   Glicerina - 200ml

água - 1000 ml

Tem um pH de cerca de 7,5.

Método

É necessária uma fixação completa na solução durante, pelo menos, um mês (1).

Antes do revestimento, o pH do líquido é determinado. Se o pH for superior a 6,5, a amostra é colocada diretamente na solução. Se o pH for inferior a 6,5, a amostra é colocada numa solução com um pH de 9,5 e deixada lá, mudando o líquido regularmente até que o pH seja consistentemente de pelo menos 8,5. A amostra é colocada na solução e o pH é verificado após alguns dias. Se o pH for pelo menos 7,5, a amostra é colocada numa solução fresca, à qual se adiciona hidrossulfito de sódio na proporção de 3 g/1000 g de amostra, imediatamente antes da selagem.[29]

Schultz "Técnica do monóxido de carbono (1931)

O método de Schultz utiliza o monóxido de carbono para transformar a hemoglobina. Apresenta dois grandes inconvenientes:

1. As cores não são realistas e
2. Existe o risco de explosão durante o tratamento. Não há lugar para esta técnica na prática museológica moderna. O método é indicado por razões de interesse histórico.

A técnica, baseada no método de Kaiserling, é a seguinte.[29]

1. Soprar monóxido de carbono (ou dióxido de carbono) através do líquido de fixação 1 de Kaiserling, que contém a preparação fixada. Este passo deve ser efectuado num exaustor com boa ventilação.
2. Quando a amostra apresenta a mudança de cor caraterística, é colocada em tafetá em pó - o líquido de Kaiserling (sem adição de hidrossulfito de sódio) foi saturado com monóxido de carbono.

Ulmer D. explicou que os fixadores utilizados atualmente na maioria dos museus se baseiam numa técnica de fixação com formalina derivada de Kaiserling (1897). Embora existam algumas variações em relação a esta técnica, estas são relativamente pequenas e devem-se geralmente a problemas de fornecimento de certos materiais. O método preconizado por Kaiserling baseia-se numa fixação inicial num fixador à base de formalina, contendo sais que conferem à solução um pH próximo do neutro. Esta solução contém formalina a 10%, acetato de potássio e nitrato de potássio. As amostras devem ser colocadas num recipiente suficientemente grande, contendo 3 a 4 vezes o volume do fixador. Na maioria dos casos, uma única solução fixadora é suficiente, mas pode ser necessário alternar as soluções uma ou duas vezes para amostras grandes. O período de tempo que a amostra deve permanecer na solução depende do seu tamanho e varia entre três dias para amostras pequenas e 14 dias para amostras maiores. [21]

Proger L mencionou **em 1951** que a preparação cortada deve ser colocada imediatamente na solução de fixação. É aconselhável utilizar um recipiente de gargalo largo, tapado, com um volume de líquido pelo menos cinco vezes superior ao da preparação e, em muitos casos, é preferível suspender a preparação acima do fundo do recipiente.[32]

10 %. A solução salina formal é um fixador de rotina satisfatório, mas a adição de sais de potássio, como no método Pick-Judah, permite uma melhor recuperação da cor, especialmente se for inevitável uma fixação prolongada. [32]

O tempo de fixação é importante para o restabelecimento da cor, devendo ter-se o cuidado de assegurar que a fixação não se prolongue demasiado. Alguns tecidos - como o intestino - são completamente fixados em menos de 48 horas, mas nenhuma preparação deve permanecer em formol durante mais de uma semana, com a possível exceção de preparações que contenham uma grande quantidade de gordura. No caso de órgãos sólidos inteiros ou de placas muito espessas, deve ter-se em conta que o formol não penetrará mais de meio centímetro a partir da superfície, independentemente do tempo que o tecido permanecer na solução. A penetração pode ser melhorada em casos adequados, por exemplo em membros inteiros, perfundindo os vasos com uma solução de fixação ou injectando-os pontualmente com uma seringa e uma agulha. A melhor maneira de fixar o baço é injectá-lo nos vasos principais da preparação fresca e ligá-lo sob ligeira tensão antes de o sangue ter sido deslocado pela contração natural do órgão. Dada esta penetração limitada, as amostras não devem ser cortadas após a fixação, embora seja permitido refrescar as superfícies removendo uma fatia fina antes de a fixação estar concluída.[32]

Soluções de correção

(i) 10 por cento. Solução salina formal

Formalina (40 por cento de formaldeído) - 10cc

cloreto de sódio - 09 gramas

Água destilada - (para 100 cc.)

(ii) Pick-Judah-

acetato de potássio - 42-5 gramas

nitrato de potássio - 22-5 gramas

Água destilada - 1,800 cc

Formalina - 200 cc

Solução de fixação-

Modificação de Pick-Judah-Daukes.

acetato de sódio - 2,700 gramas

Água destilada - 9.000 cc.

Glicerina - 5,400 cc.

Cânfora - 50 gramas em 200 cm^3 de álcool metilado

Dissolver o acetato na água, adicionar a glicerina e, em seguida, adicionar lentamente a solução de cânfora, mexendo sempre. A maior parte do precipitado de cânfora é absorvida quando deixada em repouso; o restante sobe à superfície e clarifica a solução. Filtrar e conservar em frascos fechados.

Massa de vedação

Betume Asfáltico 4 partes em peso

Guttapercha5 Peças por peso

Trata-se de uma massa flexível para selar tampas de vidro em frascos e é muito prática para fechar suportes temporários. [32]

Ulmer d mencionou os outros fixadores utilizados antes da plastinação:

Líquido Zenker

Cloreto de mercúrio - 5g

Dicromato de potássio -2,5 g

Sulfato de sódio - lg

Água destilada -100 ml

Vinagre de gelo - 5 ml

Este é um bom fixador de rotina que penetra de forma relativamente rápida e uniforme. Os tecidos devem ser bem lavados com água após a utilização. Pequenas peças com menos de 3 mm são fixadas em 2-3 horas.[21]

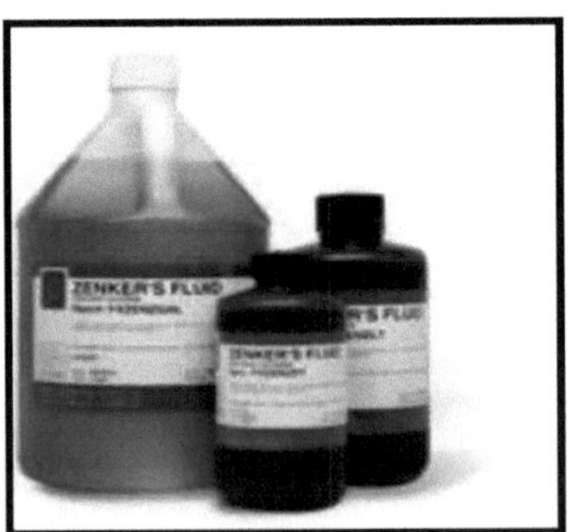

Fig. 8: Líquido Zenkers

Bouin líquido

Ácido pícrico - solução aquosa saturada - 75 ml

Formalina (formaldeído a 40%) - 25 ml

Vinagre de gelo - 5 ml

Este fixador penetra rapidamente e provoca uma excelente fixação do núcleo, preservando o glicogénio. Provoca um encolhimento significativo e destrói a maioria dos elementos citoplasmáticos. Este encolhimento pode ser reduzido através da fixação a 0°C durante 18 horas.

Os pedaços pequenos ficam prontos em 15 minutos.[21]

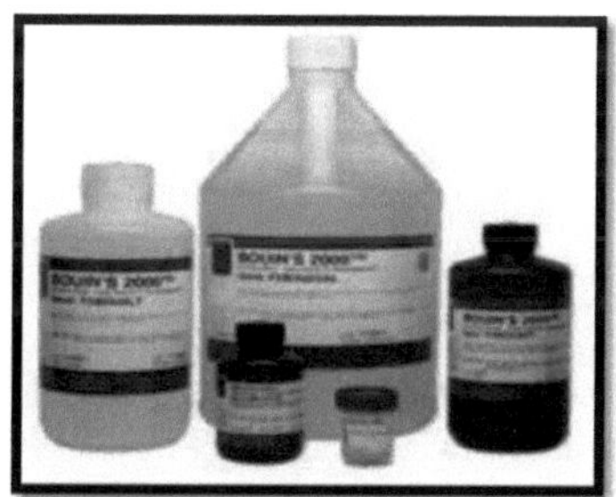

A figura 9 mostra o líquido de Bouin

ARMAZENAMENTO DE AMOSTRAS

Fuller T. (2016) observou que um sistema de calha é adequado para uma nova coleção de peles de estudo ornitológico, mas não para colecções de idades mistas, em que muitos espécimes têm o dorso achatado. Para colecções regulares de peles pequenas, é aconselhável utilizar papel mata-borrão de pH neutro e sem tampão para forrar as gavetas dos espécimes. A cor branca ajuda a detetar parasitas e o papel mata-borrão pastoso também absorve os óleos dos espécimes. Se as gavetas forem de madeira ou de outros materiais nocivos, pode colocar-se uma folha de Mylar-D por baixo do papel mata-borrão como barreira parcial. O papel mata-borrão deve ser considerado como um material que necessita de ser substituído regularmente e não como uma despesa única. As peles de maiores dimensões, como as de aves aquáticas ou de grandes roedores, podem beneficiar de um suporte individual. Um simples suporte de papel mata-borrão com dois grandes lados dobráveis, adaptado exatamente às dimensões externas do espécime, facilita o manuseamento. medida que as peles de estudo envelhecem, o seu material de enchimento pode deslocar-se e, muitas vezes, deixar de oferecer apoio à própria pele, que se torna então crocante e frágil. Esta condição pode levar à rutura da pele quando um espécime mais pesado é manuseado diretamente. A utilização de um suporte global ajuda a distribuir o peso do espécime, a proteger as patas e os bigodes frágeis e a suportar as etiquetas de identificação que são normalmente colocadas numa pata.[33]

COLORAÇÃO DE AMOSTRAS

Ulmer D mencionado

Óleo de Wintergreen/Método de Dawson :

Este método de coloração é frequentemente utilizado para corar secções de embriões, fetos e pequenos animais.

1) Eviscerar através de uma pequena incisão na linha média do abdómen. Fixar em álcool a 95% durante pelo menos 2 semanas.
2) Lavar com água da torneira e colocar em KCO (carbonato de potássio) a 1% durante mais de 4 semanas.
3) Clarificar a amostra em KOH (hidróxido de potássio) a 1% durante mais de 10 dias.
4) Lavar durante 12 horas em água da torneira.
5) Corar durante 30 a 60 minutos em vermelho de alzirina a 0-1%, ao qual se adicionam 6-10 gotas de KOH a 1%.
6) Tecidos moles corados com glicerina a 20% e KOH a 1%.

Esta fase demora cerca de duas semanas. A preparação torna-se completamente transparente e mostra o esqueleto ossificado, que tem uma cor vermelha profunda. Este líquido é um excelente desengordurante. Como a formalina é o fixador mais comum, é provável que grande parte do material tecidular a utilizar seja fixado desta forma. A preservação de tecidos por liofilização é frequentemente discutida como um método de fixação, mas é corretamente vista como uma alternativa à fixação. Este método permite que os tecidos sejam preservados apenas com pequenas alterações da estrutura celular ou da composição química, pelo que as fases de desidratação com álcoois e de clarificação podem ser ignoradas.[21]

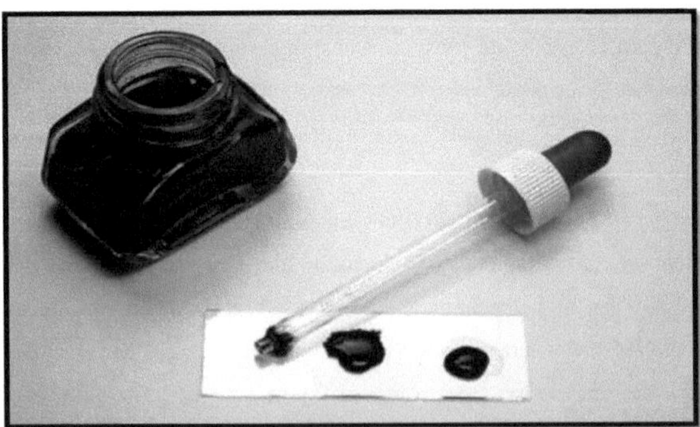

A figura 10 mostra um ponto

Ambruster J. referiu **em 1985** que a coloração com azul de Alcian para a cartilagem: colocar as amostras durante 1 dia (<80 mm), 1,5 dias (80-500 mm) ou 2 dias (>500 mm) em ácido acético a 30%/etanol a 70%/coloração com azul de Alcian.

COLORAÇÃO DOS OSSOS COM AIZARINA: O corante vermelho alizarina é adicionado a uma solução de hidróxido de potássio a 1% para a colorir de um púrpura avermelhado profundo. Basta uma pequena quantidade de alizarina. Agitar vigorosamente para misturar. Deixar repousar até os ossos escurecerem.[34]

Waters B. mencionou **em 2010** que a coloração com hematoxilina ou eosina: - Tecidos como a mucosa intestinal podem ser corados com eosina alcoólica ou hematoxilina.

Colorações de gorduras e lípidos: - As colorações de gorduras são utilizadas para diferenciar tecidos - por exemplo, para detetar eosinas malignas infiltradas no tecido adiposo - ou para identificar gorduras e lípidos em órgãos ou eosinas patológicas.

Se se pretender corar a gordura, a preparação recém-cortada, fresca ou fixada em formalina é mergulhada numa solução saturada de Sudan 3 ou Scarlet R em álcool a 70%. A gordura adquire então uma cor vermelha viva. As estruturas sem gordura são descoloradas mergulhando a preparação em álcool a 95%.

Coloração de ferro (hemossiderina): - A reação do ferro com ferrocianeto é mais frequentemente utilizada para detetar ferro nos tecidos na hemocromatose e noutras sobrecargas de ferro. As secções de fígado, pâncreas, coração ou outro tecido são colocadas durante alguns minutos numa solução aquosa de ferrocianeto de potássio a 1-5%, sendo depois transferidas para ácido clorídrico a 2%.[35]

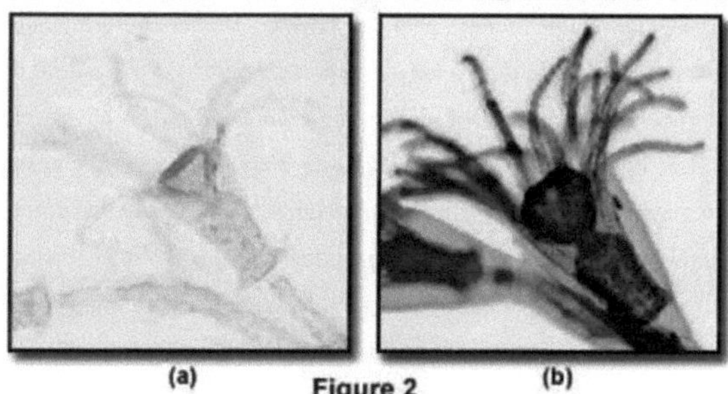

Fig. 11: Diferença de aspeto entre amostras coloridas e não coloridas

Table 5: Staining techniques for specific components of the specimen		
Type of tissue	**Staining technique**	**Result**
• **Amyloid**	**Iodine technique**	**Amyloid typically stains mahogany-brown, and this color reaction changes to blue (A 'starch-like' reaction) after the application of dilute sulfuric acid.**
	Congo red technique	**Pink or orange**
• **Hemosiderin and free iron**	**Perls' Prussian blue reaction**	**Blue/purple deposits**
• **Fat**	**Sudan III or oil red O method**	**Red**
• **Fat necrosis**	**Copper acetate (Benda's test)**	**Green**
• **Cellular tumors**	**Hematoxylin**	**Blue**
• **Respiratory epithelium and mucous membranes**	**Alcian blue**	**Blue**

FIXAÇÃO DA AMOSTRA

Puvertaft explicou **em 1949** que as cavidades, como os espermatozóides, deviam ser preenchidas com gelatina, preparada da seguinte forma: Utilizando um condensador de refluxo, ferver 20 g de ácido arsénico em 1 litro de água durante duas horas numa capela de exaustão. A solução é arrefecida e adicionam-se 120 g de gelatina, previamente embebida em água quente, espremendo-se o excesso de água. Em seguida, filtra-se a solução através de areia e pasta de papel e adiciona-se gota a gota 10% de glicerol e 0,5% de azul de Victoria até a massa ficar ligeiramente azul; a gelatina deve ainda aparecer incolor no tubo de ensaio. A gelatina acabada é armazenada no escuro e misturada com 0,4% de formalina antes de ser utilizada. Os pormenores anatómicos podem ser marcados utilizando tiras de Plexiglas cortadas de placas de 16 polegadas e moldadas na forma desejada utilizando um disco de carborundum. "As hastes e as setas de Plexiglas também podem ser facilmente fabricadas. Os espécimes frágeis podem ser revestidos com gelatina, como proposto por Wentworth (1947). A coloração de fígados e vesículas biliares pela bílis pode ser evitada, em certa medida, mergulhando as preparações numa solução saturada de cloreto de cálcio durante 24 a 48 horas antes do revestimento.[8]

Navmed p explicou **em 1963** que, em patologia, a amostra de tecido corretamente selecionada e preparada fornece provas de diagnóstico, regista as alterações causadas por uma determinada doença e preserva a relação entre os elementos do tecido tal como existia em vida.[36]

Patil S et al (2013) referem que, quando as amostras são retiradas do armazenamento, é normalmente necessário prestar atenção aos pormenores para as montar experimentalmente. Podem ter-se formado irregularidades na superfície da amostra durante a montagem, pelo que pode ser necessário redesenhar os contornos.[6]

Natarajan S et al. 2012 observa que os espécimes de museu são geralmente montados em recipientes de vidro ou caixas de Plexiglas, utilizando placas centrais ou hastes de vidro às quais o espécime é fixado ou cosido. A utilização de placas de Plexiglas como placa central requer a utilização de ferramentas eléctricas (serra, berbequim, torno, etc.) que, por sua vez, exigem tempo e perícia para obter bons resultados. Uma alternativa mais prática seria o politereftalato de etileno (PET, PETE ou poliéster), geralmente utilizado em garrafas de refrigerantes e de água. O PET oferece propriedades de barreira suficientes para o álcool e os óleos essenciais, uma boa resistência química geral (embora as acetonas e as cetonas ataquem o PET) e um elevado nível de resistência ao impacto e à tração. Estas garrafas são translúcidas, finas e inertes, e podem ser facilmente cortadas com uma tesoura ou uma faca para se adaptarem ao tamanho do recipiente. A película PET é fácil de cortar e coser nas amostras (várias, se necessário) e não interfere visualmente com a apresentação. Para frascos pequenos, uma preparação articulada destas garrafas de plástico proporciona um suporte estável para a preparação. As películas PET podem ser cobertas com uma película de polietileno preto para aumentar o contraste da preparação em exposição. As películas PET utilizadas no nosso departamento para o revestimento de amostras não perderam a sua integridade, cor ou contornos durante um período de 12 meses.

Foram utilizadas pinças de gema coloridas, bolas térmicas, missangas e canetas para realçar diferentes componentes de uma amostra.[35]

Outro novo substituto para a placa central seria uma combinação de lâminas de vidro da forma desejada.[35]

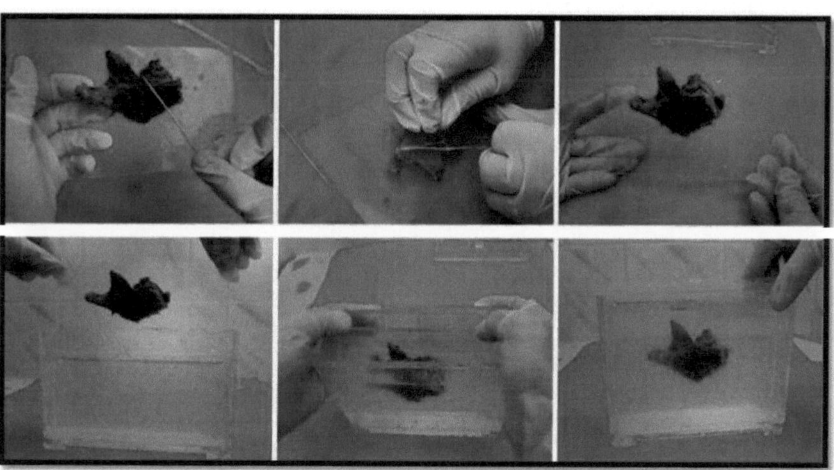

Fig. 12: Passos envolvidos no embutimento de uma amostra oral: (A) a amostra é mantida na posição desejada; (B) a amostra é cosida à placa central; (C) a placa central com a amostra fixada; (D) a amostra é colocada em Plexiglas contendo o líquido de embutimento; (E) a posição da amostra vista de cima, com o espaço necessário à volta da amostra; (F) o vidro é selado com cimento de Plexiglas e a tampa é colocada no lugar.

Nim V descobriu **em 2012** que os espécimes moles, como os cérebros, precisam de ser fixados a um suporte, caso contrário podem ficar deformados. Outros espécimes podem também ficar desfigurados com o tempo. Os espécimes são montados em folhas de plástico, gesso, folhas de raios X, etc. Estas folhas de plástico estão disponíveis em diferentes cores, normalmente branco ou preto.

Para tal, é necessário pegar numa folha de plástico de tamanho adequado, fazer-lhe furos e coser-lhe a amostra com fio de algodão ou fio cirúrgico.[38]

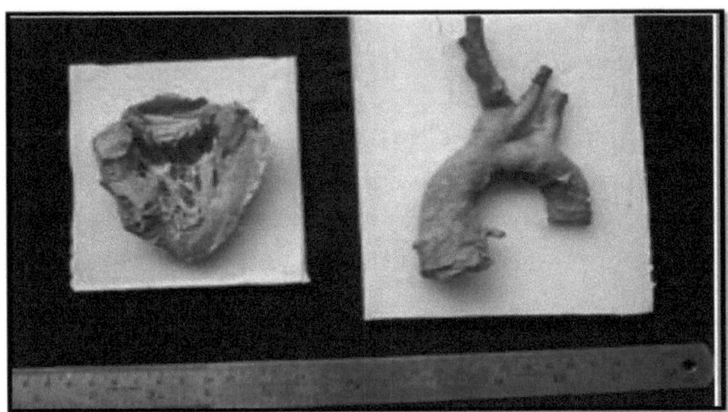

Fig. 13 : Coração e arco mucoso montados em cera

CÓPIA DO VISUALIZADOR

Prabhu L. observou **em 2015** que, nos actuais programas de formação médica de vários institutos, a anatomia é uma parte essencial dos estudos médicos. Um museu anatómico atraente e inovador desempenha um papel importante para estimular o interesse e a formação dos estudantes de medicina. Depois de uma preparação ter sido fixada, é importante corá-la e rotulá-la para melhor visualizar as estruturas necessárias e para a colocar corretamente no museu.[39]

Em 2015, Ray B. observou que os museus actuais dispõem de equipamento interior e de iluminação sofisticados e utilizam catálogos informatizados e ferramentas audiovisuais para ensinar anatomia. Na história da anatomia, assistimos primeiro a uma era de construção de modelos e de esboços artísticos até meados do século XIX, seguida de uma era de conservação das preparações, quando foi inventada a formalina e adoptadas as leis da anatomia. Após a descoberta dos efeitos cancerígenos do formol, foram efectuados ensaios de conservação a seco, seguidos de uma nova era de conservação a seco com moldes de corrosão, que culminou na plastinação.[19]

O objetivo é criar um museu que não se concentre apenas nas preparações grosseiras, como acontece na maioria dos museus, mas em todos os aspectos da anatomia, como a história, a evolução, a embriologia, a genética, a anatomia transversal, a anatomia comparada, etc. Os autores acreditam que esta seria uma abordagem mais holística e que tais museus teriam um maior valor educativo. Os autores acreditam que esta seria uma abordagem mais holística e que tais museus teriam um maior valor educativo.[19]

ANATOMIA COMPARATIVA: Esta secção compara a anatomia da espécie humana com a de outras espécies. Trata-se de uma forma interessante de exprimir e compreender a anatomia, que também ajuda a compreender a evolução das espécies. Cada

A estrutura anatómica de diferentes espécies pode ser comparada, e mesmo a osteologia das espécies pode ser comparada.[19]

ANATOMIA EVOLUTIVA: esta secção descreve o processo de evolução das espécies ao longo dos séculos. É apresentada através de imagens e esboços artísticos. Esta secção pode ser enriquecida com ferramentas audiovisuais e projectores que projectem vídeos sobre a evolução, bem como com software que explique a evolução aos alunos. Estas explicações podem também ser transferidas para pen drives e I-Pods para serem visualizadas mais tarde pelos alunos.[19]

HISTÓRIA DA ANATOMIA: esta secção descreve os grandes anatomistas que deram um contributo significativo para o desenvolvimento da ciência anatómica. A secção apresenta retratos de anatomistas e pode ser utilizada para prestar homenagem a cientistas lendários.

Informações sobre os problemas enfrentados pelos primeiros anatomistas, os contributos de Miguel Ângelo e Leonardo da Vinci e de importantes modeladores, a descoberta da formalina, os antigos ladrões de sepulturas e a introdução de leis anatómicas e outros capítulos importantes da história da anatomia podem ser descritos nesta secção utilizando esboços artísticos ou meios audiovisuais.[19]

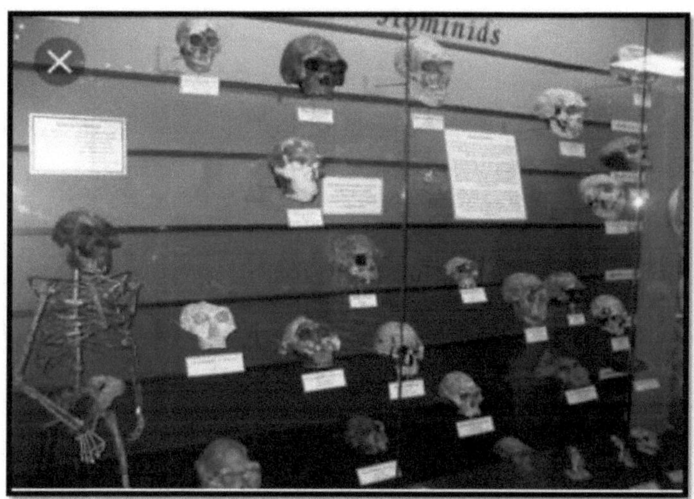

Fig. n° 14 Museu de Anatomia

SECÇÃO DE EMBRYOLOGIA: as alterações embriológicas do feto em desenvolvimento podem ser apresentadas através de modelos, esboços e espécimes de embriões em diferentes fases de desenvolvimento (ver figura 4). A secção pode ser improvisada com recurso a meios audiovisuais adequados e a apresentações em projectores, e as informações sobre a embriogénese podem ser dactilografadas ao lado dos espécimes ou, em alternativa, gravadas em discos rígidos a que os alunos possam aceder. Para este efeito, pode ser criada uma secção informática no museu para permitir a aprendizagem dos alunos, e a visita ao museu deve ser tornada obrigatória para os alunos, incluindo-a na avaliação curricular.[19]

Biomecânica: As funções fisiológicas de diferentes partes do corpo, como o coração, os rins e os pulmões, podem ser representadas através de modelos biomecânicos. Isto contribui para uma melhor compreensão do assunto. No entanto, a criação de modelos precisos e eficazes requer a participação ativa de anatomistas, fisiologistas e técnicos.[19]

ANATOMIA EM SECÇÃO CRUZADA: uma secção transversal que mostre a anatomia em secção cruzada aumenta a relevância do museu. Podem ser apresentadas várias secções transversais a níveis clinicamente importantes, e estes espécimes podem ser comparados com ressonâncias magnéticas e exames a esses níveis.[19]

SECÇÃO TERATOLOGIA: A teratologia é a ciência que estuda as diferentes anomalias do desenvolvimento. Neste domínio, podemos mostrar várias anomalias do desenvolvimento, como a espinha bífida, a anencefalia e o toracófago.[19]

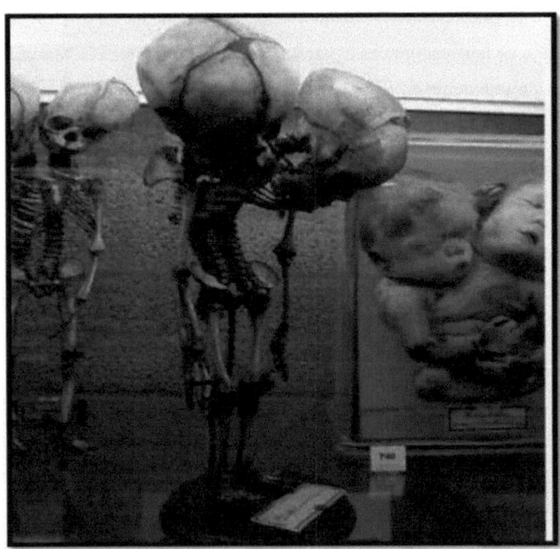

Figura 15 Amostra teratológica

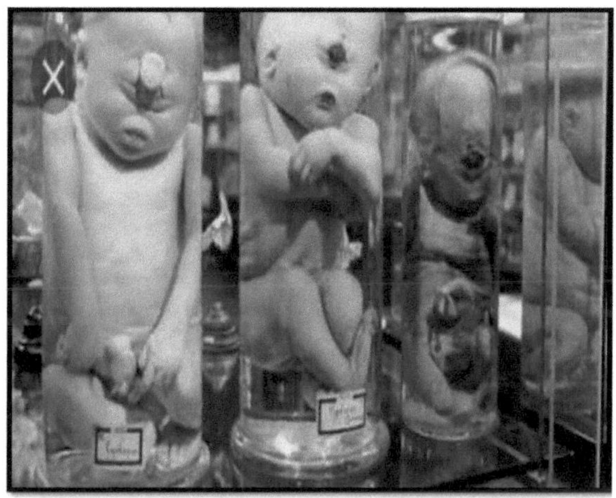

Fig. n° 16 Amostra teratológica

DEPARTAMENTO DE ODONTOLOGIA: A odontologia é a ciência que estuda os dentes. O museu pode também incluir uma secção de odontologia.

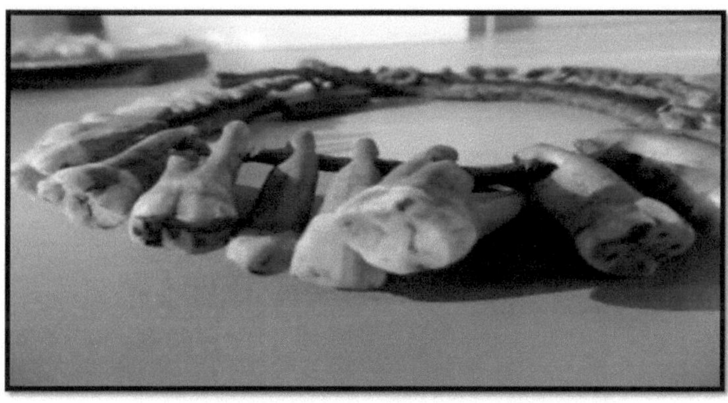

A figura 17 mostra os dentes permanentes

SECÇÃO GENÉTICA: nesta secção, a estrutura dos cromossomas e as anomalias genéticas podem ser explicadas através de quadros e imagens. Podem ser preparados modelos da estrutura do ADN e dos cromossomas. Podem ser apresentadas imagens de anomalias genéticas como a síndroma de Down e a síndroma de Turner.[19]

SECÇÃO DE ANATOMIA CLÍNICA, ANATOMIA COMPLETA OU PATOLOGIA: Nesta secção, a anatomia normal e a anatomia clínica de cada amostra podem ser apresentadas lado a lado. Por exemplo, pode ser apresentada uma amostra de útero normal e de fibroide uterino ou de mucosa gástrica normal com mucosa de úlcera gástrica crónica, para permitir uma melhor compreensão do assunto.[19]

MÚMIAS: podem ser acrescentadas múmias de animais como veados, crocodilos, cobras e múmias humanas para tornar o museu mais interessante para os visitantes.

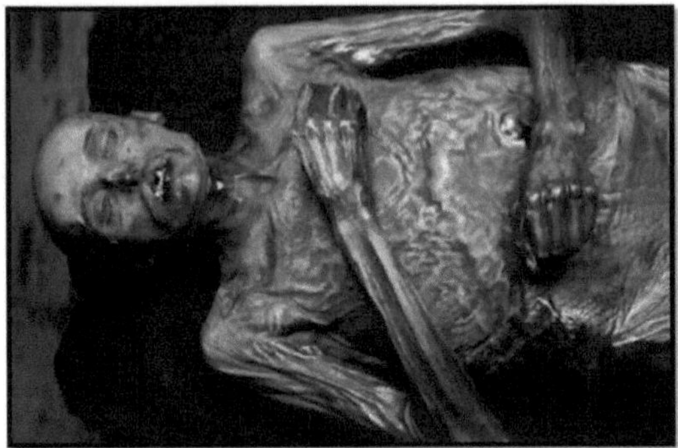

Fig.18 Múmia

SECÇÃO DE ESTEREOLOGIA: esta secção permite-nos examinar os ossos dos adultos e dos fetos.

podem ser representados. Os esqueletos fetais corados com alizarina também podem ser representados, como ilustrado.

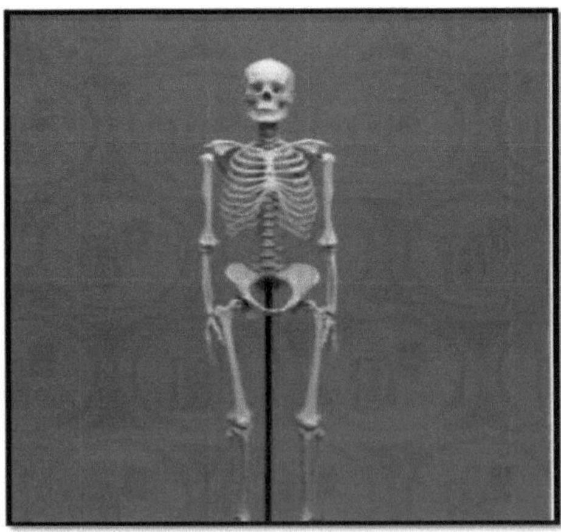

Fig. 19: Esqueleto humano

SECÇÃO DE RADIOLOGIA: Podem ser apresentadas radiografias, tomografias, ressonâncias magnéticas e angiogramas. As radiografias normais podem ser comparadas com as radiografias anormais e podem ser acrescentados alguns livros sobre as caraterísticas visíveis nas radiografias para os visitantes.[19]

PLASTINAÇÃO: é possível fabricar espécimes plastinados de órgãos inteiros, partes do corpo, plastinatos luminais e plastinatos de placas. No entanto, a produção de plastinatos de alta qualidade requer muito trabalho.[19]

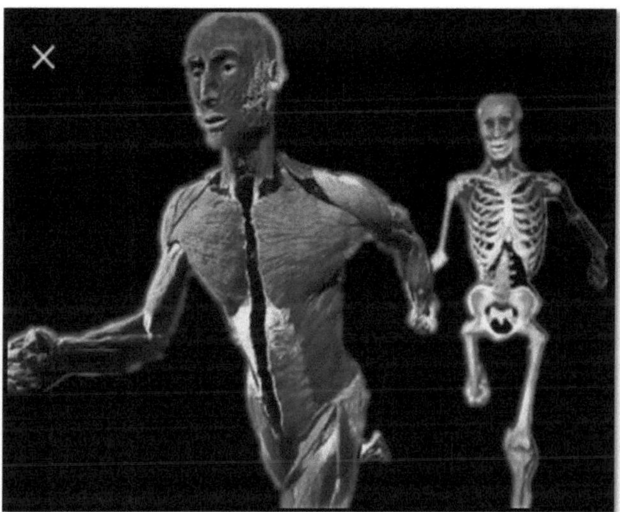

Fig. 20: corpo humano plastinado

ÁREA DE APRENDIZAGEM: pode ser criada dentro do museu, onde se pode prever o ensino de estudantes e o acesso a toda a informação relacionada em computadores. O equipamento informático deve ser regularmente atualizado com os últimos desenvolvimentos em anatomia. Atualmente, a observação tridimensional também é possível com software adequado. Os computadores devem conter fotografias de todas as preparações, radiografias, esboços, imagens e informações sobre os modelos. Os vídeos e as apresentações em PowerPoint feitas pelos professores envolvidos sobre aspectos importantes da anatomia também podem ser armazenados no computador. Esta informação pode ser transferida para I-Pods e pen drives, aos quais os alunos podem aceder mais tarde no seu tempo livre.

A digitalização do museu desta forma torná-lo-á certamente mais acessível e mais útil para os estudantes de medicina. [19]

OUTROS MÉTODOS DE CONSERVAÇÃO

(a) Maceração

Maatz Rin 1895 referiu que Landerer tinha conseguido substituir a diáfise de um dedo por osso macerado de um cão. Laxer tinha relatado a utilização de enxertos macerados para preencher defeitos ósseos. Em 1934, Orell publicou um estudo aprofundado sobre a questão de saber se a substância óssea necrótica preservada podia ser utilizada em cirurgia.

O próprio processo de maceração desempenha um papel muito importante na incorporação do enxerto.

A maceração significa que o osso foi despojado de todos os seus tecidos. O conceito de maceração ainda não está claramente definido pelos cirurgiões, nem o método utilizado para a maceração ou o que é considerado maceração.[40]

Nawrocki S. observou **em 1997** que tem havido um debate considerável entre os antropólogos sobre a forma como os restos mortais forenses devem ser macerados. Muitos acreditam que a decocção é um processo demasiado destrutivo. No entanto, temos vindo a experimentar este método há anos e acreditamos agora que a fervura, se aplicada cuidadosamente, é muito superior aos métodos sem calor ou com pouco calor, aos escaravelhos e às soluções alcalinas (lixívia, amoníaco) e é também mais rápida.[41]

Patil S et al (2013) descobriram que a maceração é uma técnica de preparação óssea em que partes do esqueleto maxilofacial se decompõem a uma temperatura estável num recipiente sem oxigénio para produzir um esqueleto imaculado. A maceração pode ser conseguida através de vários métodos, utilizando calor ou produtos químicos adequados. O ponto final da maceração é atingido quando os ossos estão livres de tecidos moles.[42]

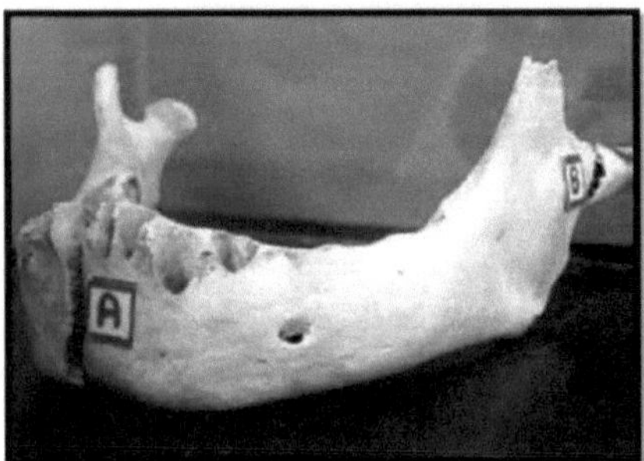

Figura 21: Maxilar inferior macerado com fracturas a diferentes níveis
Registo[42]

1. A maceração do esqueleto contribui para a criação de uma identidade verdadeira ou falsa em indivíduos traumatizados e desempenha um papel importante na antropologia forense.
2. Conservação a longo prazo do esqueleto maxilar (por exemplo, mandíbula para o ensino de osteologia).
3. Para visualizar lesões ósseas como sarcomas osteogénicos, osteomas e os efeitos da osteomielite crónica e da tuberculose.

Erickson A 2013, A maioria destes métodos demora entre 2 dias e 8 semanas, dependendo da quantidade de bactérias presentes, do tamanho do material a ser macerado e da temperatura utilizada durante a maceração. No entanto, este tratamento térmico pode afetar a morfologia da superfície e, em investigações futuras, comprometer a capacidade de extrair ADN útil do material. A maceração com detergentes também tem sido utilizada há anos como agente de limpeza. No entanto, geralmente não se dispõe de informações sobre a composição exacta dos detergentes disponíveis no mercado. Deve também mencionar-se que os diferentes tipos de detergentes contêm tensioactivos, construtores (agentes complexantes inorgânicos), aditivos, agentes branqueadores e inibidores de corrosão.[43]

Os resultados recentes da utilização de proteases e lipases comerciais para efetuar a maceração enzimática revelaram uma rapidez notável em comparação com os métodos tradicionais. Este método permite uma preparação essencialmente inodora de material esquelético numa questão de horas, tornando-o útil não só em museus de história natural, mas também em laboratórios forenses, oficinas de conservação privadas e para fins educativos. [43]

Hildebrand M. (2014) descobriu que a maceração pode ser controlada, levando a um esqueleto conectivo, ou completa, levando a um esqueleto desarticulado, ou em alguns casos uma combinação de ambos. A destruição das articulações, particularmente dos pés e da coluna vertebral, permanece mascarada pelo tecido conjuntivo.[44]

Modi B. referiu em 2014 que os ossos humanos secos são importantes não só para o ensino da anatomia, mas também para avaliar a eficácia dos dispositivos ortopédicos. Entre os diferentes métodos que conduzem à decomposição de tecidos moles encontram-se a) a decocção, b) a utilização de produtos químicos, c) a utilização de insectos, d) a decomposição pela água e e) a decomposição por enterramento no solo. Todos estes métodos conduzem à decomposição completa do esqueleto e, com exceção da fervura, todos os outros métodos são eficazes para animais de médio e grande porte.[45]

Couse T. (2015) mencionou que a maceração implica a remoção de todos os tecidos moles do osso para permitir um exame mais aprofundado, e que isso deve ser feito sem danificar ou deformar o osso. Os restos de esqueleto parecem claramente ser examinados para detetar possíveis causas de morte, que são

t per ou trauma ant mortem. Os procedimentos e práticas de maceração foram desenvolvidos a partir de muitas disciplinas diferentes, incluindo a conservação em museus e a taxidermia, bem como a biologia da anatomia humana e animal.[46]

Table 2: Maceration techniques[4]	
Method	*Protocol*
Hot-water bath	Water bath (10.5 L) maintained at or just below 90°C
Boiling	Water bath (10.5 L) maintained around 100°C
Microwave	Specimens are placed in microwave-safe dish and covered with plastic wrap; samples are heated in a 1300-watt, 2450 MHz microwave oven (Sears, Hoffman Estates, IL) on high power for 1-min intervals until all flesh easily slipped from the bones
Bleach (Sodium hypochlorite)	10% bleach (Clorox, Oakland, CA) solution (1.05 L liquid bleach and 9.45 L water) kept at room temperature (22°C)
	Hydrogen peroxide (H_2O_2) 1.0 L 3% hydrogen peroxide
EDTA/Papain	Two teaspoon (11.25 gm) EDTA (Fisher Scientific, Fair Lawn, NJ) and 2 teaspoon (13.6 gm) papain (Sigma, St. Louis, MO) per 10.5 L water maintained below 45°C
Meat Tenderizer /Palmolive	Six teaspoons (39.4 gm) Adolph's (Lipton, Englewood Cliffs, NJ) nonseasoned meat tenderizer and six teaspoons (29.6 ml) Palmolive (Colgate/Palmolive, New York, NY) per 10.5 L water maintained at or below 90°C
Detergent/Sodium carbonate (Biz /Na_2CO_3)	Seven tablespoons (100 cc) powdered Biz (Redox Brands, Inc., West Chester, OH) and seven tablespoons (100 cc) powdered sodium carbonate (Arm and Hammer Super Washing Soda, Church and Dwight Co., Inc., Princeton, NJ) per 10.5 L water maintained at or below 90°C
Detergent/Sodium carbonate + degreaser	Biz/Na_2CO_3 followed as mentioned earlier, then rinsed and placed in 300 ml liquid sudsy ammonia and 4 L water

b) PLASTINAÇÃO

Henry R et al (1997) concluíram que, ao preservar amostras biológicas, qualquer que seja o método utilizado, a preparação da amostra é sempre uma parte muito importante do processo de preservação.[47]

Weiglein Andreas H 2012 explicou que a plastinação é uma técnica única de conservação de tecidos desenvolvida em 1978 pelo Dr. Gunther von Hagens em Heidelberg, Alemanha.[48]

Singh O et al (2013) salientou que, embora a palavra "plastinação" venha do grego (de plassein = formar, dar forma), o termo é, de facto, uma criação de Gunther von Hagen. *O Professor Gunther von Hagen* é um médico e anatomista nascido na Alemanha que preservou corpos humanos por "plastinação". Descobriu este processo em 1977, num laboratório da Universidade alemã de Heidelberg. Estava a fazer experiências com secções de rins e polímeros plásticos quando descobriu a técnica de substituir o sangue, a gordura, a água e outros líquidos por plástico, que preserva o tecido cadavérico durante séculos. Recebeu patentes do governo americano pelo seu trabalho de preservação de tecidos biológicos com polímeros. A luta entre educação, arte e ética era constante. Em 1995, o Instituto de Plastinação e o Dr. von Hagens expuseram corpos plastinados pela primeira vez no Japão, atraindo mais de três milhões de pessoas.
Von Hagen expôs os seus plastinatos de tal forma que todos os órgãos internos, nervos, vasos sanguíneos e ossos estão acessíveis ao público, dando uma visão do corpo humano. Os plastinatos são utilizados como uma forma de reciclagem para fins educativos.[49]

Em 2013, Patil mencionou a utilização em patologia oral de quistos e tumores que podem ser plastinados, nomeadamente para fins didácticos.[42]

R. Menaka e S. Chaurasian descobriram **em 2015** que o método de plastinação envolve a substituição lenta dos fluidos e lípidos dos tecidos por um agente desidratante e a sua substituição por um polímero sob impregnação forçada. Estes métodos envolvem a substituição da água e dos lípidos nos tecidos biológicos por polímeros curáveis. As preparações resultantes são agradáveis de manusear, não tóxicas, flexíveis, secas, inodoras e não apodrecem. Estes plastinatos são bem utilizados para a demonstração prática de rotina de observações anatómicas grosseiras no ensino e aprendizagem institucionais. Os plastinatos são agora um marco na educação médica e estão a tornar-se uma ferramenta de ensino ideal não só para a anatomia, mas também para a patologia, a obstetrícia, a radiologia e a cirurgia. Qualquer método ou técnica que possa reduzir a exposição ao formaldeído deve, por conseguinte, ser explorado. Os plastinatos oferecem esta excelente alternativa, uma vez que reduzem o risco de exposição inadequada ao formaldeído no âmbito das normas de saúde e segurança mais rigorosas em vigor no nosso país.[50]

Weiglein Andreas H. (2012) mencionou que a técnica consiste em quatro etapas principais:[48]

1. Montagem
2. Desidratação
3. Impregnação forçada e
4. Polimerização/endurecimento.

Pode ser fixada com quase todos os fixadores convencionais.

A desidratação é efectuada principalmente com acetona, uma vez que a acetona é também utilizada como solvente intermédio durante a impregnação.

A impregnação forçada é a fase central da plastinação: o vácuo expulsa a acetona da amostra e permite que o polímero penetre na amostra.

Finalmente, a amostra impregnada é curada por exposição a um endurecedor gasoso (silicone) ou à luz UVA e ao calor (poliéster, epóxi).

R. Menaka e S. Chaurasian mencionaram **em 2015** os princípios da plastinação:

Seguir o procedimento normal de preparação anatómica, incluindo a remoção da pele, da gordura e do tecido conjuntivo. As várias estruturas anatómicas devem ser preparadas utilizando instrumentos de preparação anatómica normalizados para remover a pele, a gordura e o tecido conjuntivo. A continuação da decomposição deve ser travada e evitada bombeando a solução de embalsamamento, formalina, para o corpo através das artérias. As preparações anatómicas dissecadas e fixadas com formalina são colocadas num banho de solvente químico (por exemplo, acetona) para remover as gorduras solúveis em água e gordura dos tecidos. As preparações anatómicas são então colocadas numa câmara de vácuo e imersas em polímeros reactivos curáveis, como a borracha de silicone. Durante a impregnação forçada, os polímeros reactivos curáveis substituem a acetona evaporada nas condições de vácuo e promovem a penetração dos polímeros nas células. Gradualmente, as células do corpo são saturadas com polímeros reactivos/curativos. As amostras são então sujeitas a cura. Dependendo do polímero, a cura é efectuada com gás, luz ou calor. As amostras anatómicas preparadas são corretamente alinhadas e fixadas com fios, agulhas, agrafos e blocos de espuma. [50]

Patil S. (2013) mencionou que a plastinação tem sido efectuada utilizando vários polímeros: epóxi, borracha de silicone e poliéster são os preferidos. Cada um destes polímeros pode ser utilizado para produzir amostras com propriedades físicas adequadas.

Propriedades desejáveis dos polímeros

a. O polímero deve ser fácil de manusear, económico e de fluxo livre quando não tratado.
b. O seu índice de refração não deve coincidir com o do tecido (a menos que se trate de uma amostra transparente).
c. A mistura de resina e ativador deve oferecer um programa de manuseamento flexível.
d. O polímero deve ser curável, mesmo que esteja presente no tecido.
e. As propriedades mecânicas devem conferir à amostra um aspeto natural e torná-la sólida para que possa ser lixada.[42]

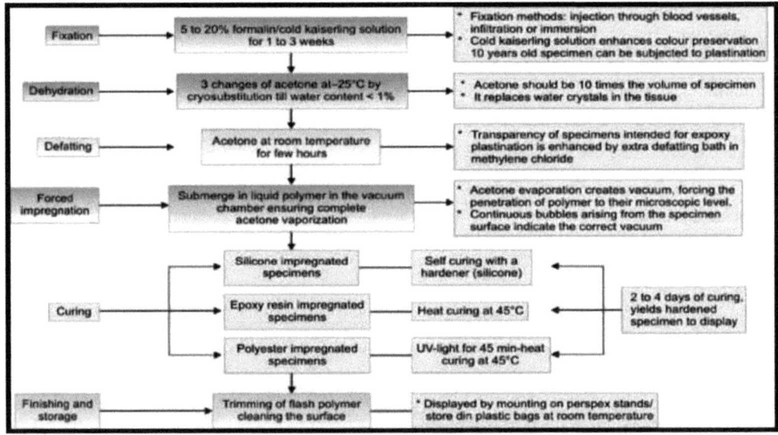

A Figura 22 mostra o fluxograma do processo de plastinação.

Henry R et al. 1997 descobriram que a preparação da amostra é um passo muito importante no processo de plastinação com silicone, particularmente quando se utiliza tecido fresco. Se plastinar espécimes que tenham sido mal ou inadequadamente preparados, o produto final será de qualidade inferior, independentemente de quão bem o espécime tenha sido impregnado com silicone. A fixação mínima pode ajudar a dar um aspeto mais natural à preparação. Deve ter-se o cuidado de assegurar que a preparação permanece na sua posição anatómica normal. As partes destacadas da preparação podem ser mantidas no lugar com uma sutura. Injeção intravascular de corantes.[47]

Podem ser utilizados silicone, gelatina, látex ou epóxi para realçar os vasos. Os órgãos ocos devem ser enxaguados, limpos, dilatados e depois fixados numa posição dilatada. A dilatação dos órgãos ocos aumenta a flexibilidade do órgão, ultrapassando a rigidez. As amostras de intestino podem ser abertas, suturadas e depois dilatadas para remover material ingerível. Os óstios com esfíncteres fortes devem ser mantidos abertos com cânulas ou tubos de tamanho adequado. Todos os vasos seccionados de preparações cardíacas devem ser fechados com ligaduras ou tampões invertidos, com exceção de uma veia cava e de uma veia pulmonar. Estas são ligadas com tubos utilizados para dilatar ambos os lados do coração. As válvulas atrioventriculares do coração podem ser acentuadas, afastando-as da parede do ventrículo, e as válvulas semilunares podem ser melhoradas, dilatando-as com algodão ou outros materiais de embalagem. As cápsulas articulares fixadas com formalina a 20% ajudam a estudar a anatomia interna da articulação. Planear o tema da preparação e limitar o foco da preparação a alguns objectos, particularmente preparações do sistema músculo-esquelético. Os orifícios na cavidade medular dos ossos longos em locais menos visíveis melhoram o desengorduramento e evitam que os espécimes se tornem pegajosos/gordurosos anos mais tarde. Os cérebros antigos, fixados há muito tempo, cuja diferenciação branco/cinzento se desvaneceu, podem ser rejuvenescidos e tornados mais úteis através de cortes ou dissecações e coloração para realçar a massa cinzenta. Após análise histoquímica, as amostras podem ser plastinadas para exame ou estudo a longo prazo. A superfície da preparação pode ser corada de rosa com Biodur no banho final de acetona. Os órgãos ocos devem ser esticados durante o processo de endurecimento.[47]

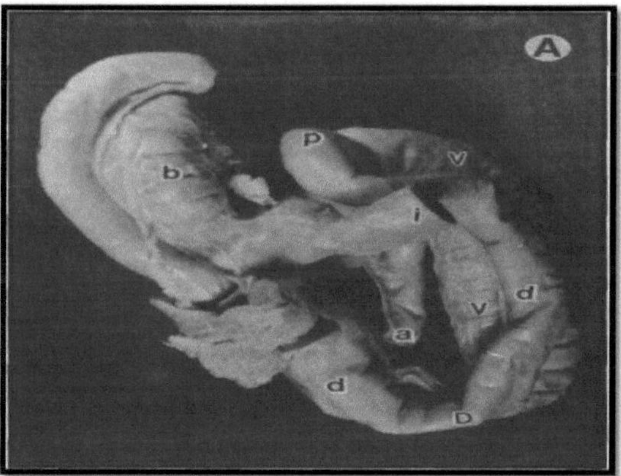

Fig. 23: Intestino grosso plastinado em silicone

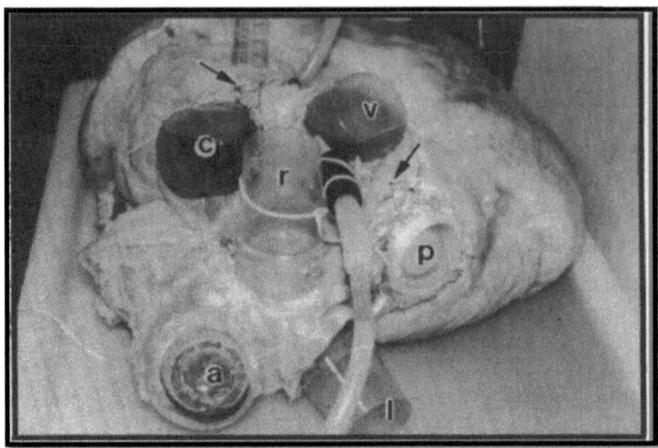

A figura 24 mostra um núcleo de silicone plastinado.

Singh O et al. 2013, Com a visão geral deste procedimento, podemos dizer que as amostras plastinadas são definitivamente um método ideal para a preservação de tecidos biológicos. Proporcionam uma preparação durável, fácil de manusear, inofensiva e de aspeto quase natural, que é útil para o ensino em diferentes áreas da medicina. Além disso, as instituições têm menos necessidade de fabricar novas preparações, uma vez que estas são danificadas pelo manuseamento repetido. As preparações plastinadas são também mais adequadas para utilização em museus de anatomia para auto-estudo dos estudantes. Estas preparações provaram ser úteis não só em anatomia, mas também noutras disciplinas como a patologia, a radiologia e a cirurgia. [49]

SERVIÇO DE MUSEU

Kamath. V em 2016, referiu que uma boa manutenção mantém o museu em boas condições durante longos períodos de tempo. A manutenção de um museu inclui as seguintes etapas:[4]

a. As tampas dos frascos devem ser verificadas regularmente para garantir que estão corretamente fechadas.

b. O nível de formalina deve ser controlado regularmente. Qualquer formalina que se tenha evaporado deve ser imediatamente substituída.

c. A evaporação do formol pode ser reduzida aplicando vaselina nos bordos do recipiente.

d. Se a solução estiver pouco clara, amarelada ou com fungos, deve ser substituída por uma solução nova.

e. Os espécimes devem ser verificados quanto a danos, desbotamento ou ataque de fungos e substituídos em conformidade.

f. As etiquetas danificadas devem ser retiradas e colocadas novas.

g. Os contentores danificados devem ser detectados atempadamente e as amostras transferidas para novos contentores.

h. Os óculos, os suportes e as passagens devem ser limpos regularmente.

i. Os visitantes, nomeadamente as crianças, devem ser informados da disciplina a respeitar no museu.

j. O museu deve afixar um quadro com as regras de conduta que os visitantes devem respeitar durante a sua visita ao museu.

k. Os visitantes devem ser informados de que não devem tocar nas amostras com as mãos ou nos contentores.

l. Todos os museus devem dispor de extintores de incêndio a intervalos regulares.

m. Os museus devem ser vigiados por câmaras de vigilância.[4]

Resumo e conclusão

Um museu é uma instituição que gere uma coleção de artefactos e outros objectos de interesse artístico, cultural, histórico ou científico. Alguns museus públicos colocam estes objectos à disposição do público sob a forma de exposições permanentes ou temporárias.

Os museus oferecem uma experiência interactiva única que nos permite ver de perto coisas que normalmente só vemos em livros, jornais ou na televisão. A perceção que se tem de uma coisa em segunda mão é muitas vezes totalmente diferente da que se tem quando a vemos com os nossos próprios olhos.

A utilização inteligente do espaço para exposições em medicina dentária é urgentemente necessária hoje em dia devido à escassez de espaço. Tecnologias como o museu virtual são também altamente desejáveis, uma vez que trazem o museu para a era eletrónica atual. Todos os histologistas devem ter em mente as mais recentes e melhores tecnologias de museus e usá-las no seu museu para o tornar mais simples, mais acessível e mais atrativo.

A conservação do material patológico nunca foi tão importante como hoje, quando a introdução de novos métodos terapêuticos eficazes está a mudar completamente o quadro clínico.

Todos os histologistas devem ser capazes de preparar espécimes raros ou importantes para preservação e exposição permanentes. Isto deve ser sempre tido em conta quando um espécime é aceite para histologia. A criatividade e a inovação também dão brilho aos espécimes. Um grande museu é um laboratório onde as ideias são testadas, não um mausoléu cheio de pensamentos mortos e silvas. Seria muito aceitável e notável se as preparações orais tivessem o seu lugar de direito em todos os museus de medicina. Os museus das faculdades de medicina dentária têm sido negligenciados; a sensibilização e a educação são as palavras de ordem. Há uma clara necessidade de educar e formar todos os estudantes e funcionários sobre a importância dos museus e a sua ampla utilização.

Para além dos métodos experimentados e testados de engenharia de museus, existem agora métodos mais recentes que estão a ser desenvolvidos para melhorar os museus e atingir um público mais vasto.

Os museus podem dar vida ao passado e são representações fantásticas de diferentes períodos da nossa história cultural. Permitem aos visitantes tocar, sentir, ver, ouvir, experimentar e cheirar o passado.

Os museus desempenham um papel ativo e variado na sociedade. Apesar da diversidade da sua oferta, existe um objetivo comum. Trata-se da preservação da memória colectiva da sociedade, expressa de forma tangível e intangível através do seu património cultural e natural. No entanto, esta missão não tem sentido se não estiver associada ao acesso e à interpretação desta memória. Os museus oferecem, portanto, a oportunidade de partilhar, apreciar e compreender o nosso património. Os gestores de museus e todos os intervenientes em todos os aspectos do serviço de museus têm uma responsabilidade pública. Esta responsabilidade não se situa necessariamente dentro das fronteiras administrativas ou políticas, nem dentro dos limites das disciplinas académicas. O Código de Ética do ICOM contém normas mínimas que podem ser consideradas como uma expetativa pública razoável e em relação às quais os profissionais de museus podem avaliar o seu desempenho.

Bibliografia

1. Mills A. 2003 http://www.leeds.gov.uk/museumsandgalleries /20 documents /am20 the20mill20children.pdf.

2. Ginsburgh V. The definition of a museum - Proposals for an alternative approach (A definição de museu - Propostas para uma abordagem alternativa). Museum Management and Curating. 1997;16 :15-33.

3. Arinze E. O papel do museu na sociedade. Workshop da Guiana, palestra pública. 1999:1-4.

4. Kamath V. Um protótipo de museu de anatomia digitalizado com um design científico. Moj Anat & Physiol.2016;2(3):00046.

5. Svanberg F. Anatomie au musée: corps représentés, collectés et contestés 2012 http://www.ep.liu.se/ecp_home/index.en.aspx?issue=082.

6. Patil S, Rao R, Ganavi BS. O labirinto do museu em patologia oral desmistificado - parte I. O jornal da prática dentária contemporânea. 2013;14(4):770-6.

7. Anatomista técnico http://journal. plastination. org/archive/jp _vol.08/jp_ vol.08_07-10.pdf .

8. Pulvertaft R.J.V. Museum techniques: A ReviewJ. Clin. Path. 1950 ; 3 (1);1- 23.

9. Lim K.P. K e Svasothi .N A guide to methods of preserving animal specimens in liquid preservatives.2005http://G:\repeated print\preservstion guide_files\preserve.html.

10. Histology and Cytology Module 2000 . http://G:\pressão repetidaGuia para conservar ficheiros \conserver. html.

11. Jain LK, Babel H, Vijay N. Nova técnica para montar espécimes em frasco cheio de formalina para museu de anatomia com suporte quase invisível Int J Europeon Res 2013;05 (12);45-50.

12. Andereson L.Exhibiting Human Remains In the museum.A discussion of ethics and museum practice. Uma revisãoJ. Clin. Path2010;3(1):1-23.

13. Lehn D. Controlo de saúde para novas tecnologias em exposições de museus. Revista internacional de gestão da arte 2005;7(3):11-21.

14. Patil S, Rao Rs, Ganavi Bs. O labirinto do museu desmistificado em patologia oral: parte II. J Contemp Dent Pract. 2013;14(5):987-992.

15. Wateren J A importância das bibliotecas dos museus. Inspel 1999;33(4),190-8.

16. Levin A. Artigo de revisão Medical museums and metaphors of the body. Museum and Society. 2012;10(2):141-143.

17. Lewis G. Types of museums.2016 https://www.britannica.com/topic/types-of- museums-398830.

18. Riaz A et al. Museu de patologia uma necessidade ou apenas um protocolo - uma revisão. Revista Internacional de Investigação Dentária Avançada, 2015;1 (1):4-8.

19. Ray B. Projetar um museu de anatomia contemporâneo: perspetiva dos anatomistas. Int J Anat Res .2015 ; 3(2):1056-62.

20. Kamath V G et al. A origem dos museus de anatomia. Eur. J. Anat. 2014;18 (2):63-67.

21. Ulmer D. Fixação, a chave para uma boa conservação dos tecidos. 2000 Http://journal.pl astinati on.org/archive/jp vol .08/j p vol.08 07-10.pdf.

22. Estatísticas sobre museus e colecções.2000 http://cool.conservation-us.org/waac/wn/wn14/wn14-2/wn14-205.html timestamp.

23. Cummins A. Gerir um museu: um manual prático. Conselho Internacional de Museus; 2004: 1-235.

24. Dovey B. Guidelines for disaster preparedness in museums.1983 bhttp://icom.museum/fileadmin/user_upload/pdf/guidelines/guidelinesdisaster s_eng.pdf.

25. Lammy D. Guide to the care of human remains in museums, Londres. Departamento de Cultura, Media e Desporto. 2004:1-36

26. . Simmons N, Voss R. Collection, preparation, and fixation of specimens and tissues.2005.http/collection specimen\archieve.jp.

27. Ellis R. Rethinking the value of biological specimens: laboratories, museums and the barcoding of life initiative (Repensar o valor dos espécimes biológicos: laboratórios, museus e a iniciativa do código de barras da vida). Museum and Society, 2008;6(2):172-91.

28. . Bocaege E, Cooke M, Alberti S. Espécimes em perigo, competências em perigo: uma iniciativa para a conservação de museus.2013:303-308.

29. Culling C, Allison R, Barr W. Cellular pathology technique-4th ed. 1985; 52340

30. Romeguara R. Ferramentas para facilitar e normalizar a extrapolação. 1997 Http:// sakurasl.sakuraeu. com/literature download .aspx?literature id=12. 384 (suplemento). Des plaines, ill.

31. Rao R. Grossing in oral pathology: general principles and guidelines. Revista Mundial de Odontologia, 2010;1(1):35-41.

32. Proger L. A preparação de espécimes de museu. Ann Coll Surg Engl. 1951; 8(5): 388-391.

33. Fuller T. Colheita de espécimes. http://cool.conservation- us.org/waac/wn/wn14/wn14-

2/wn14-205.html

34. Janathan W, Ambruster .métodos de limpeza e coloração (http://www.aquamedia.org/FileLibrary/27/Diagnostics%20-) --%20Staining.pdf).

35. Waters B. Handbook of Autopsy (Manual de Autópsia). Arch Pathol Lab Med.2010;134:155

36. Navmed P.Methods of preparing pathologic specimen for storage and shipment World journal of dentistry (Métodos de preparação de amostras patológicas para armazenamento e expedição). 1963:10-72.

37. Natrajan S, Ranjan J, Boaz K. Técnicas de montagem em museus: economode revisitado. Jornal indiano de patologia e microbiologia.2012; 55 (2):260- 1

38. Nim V. Montagem em cera de preparações em museu de anatomia. J Anat Soc India, 2012;61(1):41-3.

39. Prabhu l. Um novo método de coloração e rotulagem de espécimes no museu de anatomia. Int J Anat Res. 2015;3(2):1165-67

40. Maatz r, Buermelster A, Keil .A method of bone maceration . J bone joint surgery am, 1957; 39 (1): 153-166

41. Nawrocki S. Cleaning bones, university of indianapolis archeology & forensics laboratory.1997. http://archlab.uindy.edu.1997.

42. Patil S, Rao RS, Ganavi BS. O labirinto do museu em patologia oral desmistificado: Parte II. J Contemp Dent Pract 2013;14(5):987-992.

43. 43. Eriksen A, Simonsen K, Rasmussen. A conservação de ADN mitocondrial em material esquelético enzimático rápido. Int J Conserv Sci 2013;4(2): 127132.

44. Milton hilderbrand.2014.https://www.britannica.com/topic/types-of-museums- 398830.

45. Modi B, Puri N, Patnaik. Avaliação das técnicas de limpeza de ossos de cadáveres embalsamados. Int j anat res 2014; 2(4):810-813.

46. Couse T , Conner M. A comparison of maceration techniques for forensic skeletal preparation. Journal of forensic investigation.2015;3(1):6.

47. Henry R, Janick I, Henry C. Preparação de espécimes para plastinação de silicone. J Int Soc Plastination 1997;12(1):13-17.

48. Weiglein, AndreasH . Instrumento para o ensino e a investigação .

Http://journal.plastination.org/archive/jp_vol.11/jp_vol.11_34.pdf.2012.

49. O singh . Plastinação: um método promissor para a preservação de amostras biogénicas: um artigo de revisão. Revista Internacional de Publicações Científicas e de Investigação, 2013;3(6):1-4.

50. R. Menaka, S. Chaurasia. Utilização de espécimes embalsamados em formalina em condições ecológicas por técnica avançada de plastinação, Int J Anat Res 2015; 3 (2): 1111-13.

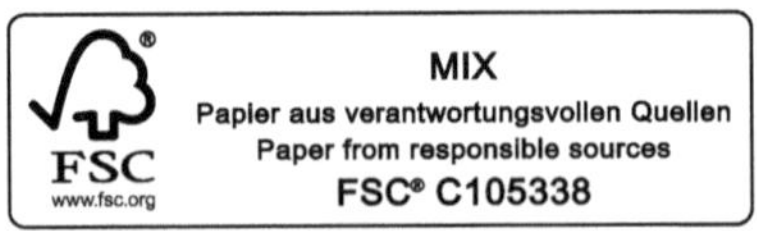

Printed by Books on Demand GmbH, Norderstedt / Germany